KATJA BURKARD

WECHSELJAHRE?
KEINE PANIK!

Meine 10 Geheimnisse,
wie Sie auch bei Hitzewallungen
cool bleiben

blanvalet

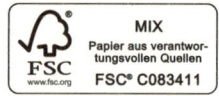

Verlagsgruppe Random House FSC® N001967

1. Auflage
© 2019 by Blanvalet in der Verlagsgruppe Random House GmbH,
Neumarkter Str. 28, 81673 München
Redaktion: Angela Kuepper
Umschlaggestaltung: www.buerosued.de
Umschlag- und Klappenmotive: Nadine Dilly
WR · Herstellung: sam
Satz: Uhl+Massopust, Aalen
Druck und Bindung: CPI books GmbH, Leck
Printed in Germany
ISBN 978-3-7645-0713-8

www.blanvalet.de

Für Hans, Marie-Thérèse und Katharina

INHALT

VORWORT

Wenn Sie dieses Buch gekauft oder geschenkt bekommen haben, dann sitzen Sie und ich vermutlich im gleichen Boot: Wir haben Wechseljahre! Egal, wie der Arzt sie auch nennt – Klimakterium, Menopause, vielleicht auch schon Post-Menopause oder erst Prä-Menopause: Bevor wir uns die Diagnose abholen, haben wir bereits so einiges hinter uns. Und manches davon lässt uns schier an unserem Verstand zweifeln! Wir rasten aus wegen Dingen, die bis vor Kurzem noch nicht mal unseren Puls beschleunigt hätten. Uns wird von jetzt auf gleich dermaßen heiß, als hätte sich die Klimakatastrophe nach innen, in unseren Körper verlagert. Wir schlafen nicht mehr oder nicht mehr gut. Und was unsere Gefühle angeht, schwanken wir zwischen himmelhoch jauchzend und zu Tode betrübt, und zwar in einem Tempo, bei dem nicht mal unsere pubertierenden Töchter mithalten können. Ja, ich weiß, es gibt auch Frauen, die nichts von alledem spüren. Wenn das bei Ihnen der Fall ist, danken Sie Ihrem Gott oder Ihren Genen! Aber selbst wenn Sie nicht die typischen Anzeichen an sich bemerken, behaupte ich mal, dass Sie trotzdem einen inneren Wandel erfahren. Denn so oder so bedeuten die Wechseljahre einen Umbruch und stellen unser Leben gründlich auf den Kopf.

In diesem Buch erzähle ich Ihnen ganz offen, was ich in den letzten Jahren diesbezüglich mitgemacht habe. Von Ausrastern in den unmöglichsten Situationen bis kurz vor zwölf in der Beziehung war fast alles dabei. Vor allem möchte ich Ihnen auch verraten, was ich dadurch erkannt habe, und meine Erfahrungen mit Ihnen teilen. Wir Frauen haben in den vergangenen Jahren und Jahrzehnten gelernt, offen über viele Themen zu sprechen, die uns und unseren Körper betreffen. Weibliche Sexualität, Schwangerschaft und Menstruation sind längst keine Tabus mehr. Ganz anders sieht es jedoch bei den Wechseljahren aus. Genau das habe ich auch gemerkt und mich stellenweise ziemlich alleingelassen gefühlt. Statt das Thema wie die meisten anderen unter den Teppich zu kehren, kam ich auf die Idee, den Spieß umzudrehen und ein Buch darüber zu schreiben. Fast zwei Jahre lang habe ich mich nicht getraut, die Idee in die Tat umzusetzen. »Das kann deiner Fernsehkarriere schaden«, warnte man mich nämlich. Krass, oder? Okay, sagte ich mir schließlich – dann bin ich jetzt mal ganz mutig und schreibe trotzdem darüber. Ich hoffe, meine Erfahrungen helfen Ihnen dabei, dass Sie bestmöglich durch diese Zeit segeln und am Ende genau wie ich sagen können:

Die Wechseljahre sind ein großartiges Geschenk!

Bevor es mich erwischte, war ich übrigens weit davon entfernt, so zu denken. Im Gegenteil: Ich hatte dermaßen viele verzweifelte und verzickte Frauen in den »gewissen Jahren« vor Augen, dass ich mir schwor: Ich werde mich da einfach zusammenreißen – und gut ist.

Heute – im Jahr vier meiner Wechseljahre – finde ich es regelrecht putzig, wie naiv mein Plan war, diesen Umbruch in meinem Leben aussitzen zu wollen. In Wahrheit hat mich die hormonelle Umstellung genauso kalt erwischt wie schon meine Mutter, meine Freundinnen und Millionen anderer Frauen auf dieser Welt.

Und jetzt sitze ich hier und schreibe darüber. Es ist ein bisschen so, wie wenn man schwanger ist. Man sieht plötzlich nur noch Frauen, die einen Babybauch vor sich hertragen. Mit dem Unterschied, dass sie meist beglückt über ihre Schwangerschaft reden. Da werden Erfahrungen ausgetauscht, Wehwehchen angesprochen, Gelüste preisgegeben und über die Gewichtszunahme gejammert. Aber all das ist nicht schlimm, denn am Ende kommt ja das Schönste und Beste, was es meiner Meinung nach auf dieser Welt gibt: Man bringt ein Baby zur Welt! Man wird Mutter. Das Leben hat einen neuen Sinn.

Vielleicht ist genau das der Punkt, warum viele Frauen beim Thema Wechseljahre deutlich verschlossener sind. Welchen Sinn könnte dieser Umbruch im Leben schon haben? Was macht der mit uns? Was kommt denn am Ende dabei raus?

Ja, genau – da haben wir den Casus knacksus. Ein

Baby bedeutet neues Leben. Die Wechseljahre aber halten uns quasi unser »Verfallsdatum« vor Augen – und auch wenn uns allen klar ist, dass wir nun mal altern, hoffen wir ja doch immer irgendwie, die berühmte Ausnahme von der Regel zu sein.

Anfangs fand ich es zum Verzweifeln, bis ich kapiert habe: Wechseljahre sind toll! Und das war nicht bloß ein Gedanke, mit dem ich mich aufmuntern wollte – ich habe es intensiv gespürt und verinnerlicht. Der Weg zu dieser Erkenntnis war streckenweise wirklich schlimm. Aber deshalb weiß ich auch, wovon ich spreche, und hoffe, dass ich Ihnen mit meinem Buch helfen und Sie in dieser Phase Ihres Lebens unterstützen kann.

Mein Credo: Nutzen Sie die Zeit und lassen Sie die Frau raus, die in Ihnen steckt und die durch die Wechseljahre aus Ihnen rausgekitzelt werden will.

In den folgenden Kapiteln erzähle ich Ihnen unter anderem, was ich in den vergangenen Jahren durchgemacht habe und welche Transformation mein innerer Klimawechsel bewirkt hat. Eine der unvorhergesehenen Wendungen: Ich bin neu verliebt! Und zwar in meinen Mann, von dem ich mich fast getrennt hätte. Ich erzähle Ihnen auch, warum ich mich anfangs fast geschämt habe, als ich begriff: Oh, das sind jetzt wirklich die Wechseljahre. Ganz wichtig ist natürlich das Thema Hormone: Wie viele andere Frauen habe ich sie anfangs gescheut, weil ich dachte, davon kriegt man Brustkrebs und wird fett. Dann habe ich mich bei den namhaftesten Experten zum Thema Hormone schlaugemacht und verrate Ihnen, was ich alles in Erfahrung bringen konnte. Um es gleich vorweg zu sagen: Ich nehme inzwischen Hormone – und habe fünf Kilo zugenommen. Die Extra-Pfunde machen mich natürlich nicht glücklich. Aber das besprechen wir. Es gibt nämlich jede Menge Tipps und Tricks, wie man auch in den Wechseljahren noch abnehmen kann (mir macht meine Chips-Leidenschaft da allerdings gerade einen Strich durch die Rechnung). Über Mode in der Menopause habe ich mich mit Guido Maria Kretschmer unterhalten, der dazu natürlich seine ganz spezielle Meinung hat, die ich Ihnen nicht vorenthalten will. Und ich habe noch viele weitere Tipps für Sie, zu Beauty & Botox, Sport und nicht zuletzt dem Wichtigsten überhaupt – positivem Denken.

Eins ist mir besonders wichtig, bevor es losgeht – und das ist ein weiterer Grund, warum ich dieses Buch unbedingt schreiben wollte: Frauen in den Wechseljahren sind auch deshalb so toll, weil sie endlich anfangen, andere Frauen wirklich zu respektieren. Viele verlassen in diesem Lebensabschnitt ihren ewigen Konkurrenzmodus und werden wahrhaftiger. Auch radikaler! Ich habe etliche Frauen erlebt, die definitiv großartiger geworden sind. Von der Kratzbürste zur Soulsister – auch solche Wunder können die Wechseljahre bewirken. Als Seelenschwestern sollten wir zusammenhalten und über das sprechen, was uns bewegt. Und da gehören die Wechseljahre unbedingt dazu.
Jetzt freue ich mich auf jeden Fall, meine Erlebnisse

mit Ihnen zu teilen, und sage schon mal Danke, dass Sie dieses Buch lesen.

Herzlichst,

Katja Burkard
Köln, im Frühjahr 2019

KAPITEL I
ICH? WECHSELJAHRE?

Lange Zeit habe ich in dem unfassbaren Wahn gelebt, dass ich quasi mental entscheiden kann: Wechseljahre? Ohne mich! Hysterie ist nicht meins, und wie man sich zusammenreißt, weiß ich auch. Ob Monatsblutungen oder Schwangerschaft – ich bin immer sehr gut klargekommen mit Mutter Natur, und damit werde ich auch nicht aufhören.

Als ich fast fünfzig war und immer noch nichts Ungewöhnliches bemerkte, sagte ich mir im Stillen: Wenn ich diese Zustände nicht haben will, dann kriege ich sie auch nicht. Dann bleibe ich einfach so, wie ich bin! So war zumindest der Plan. Und ich war überzeugt, daran würde mein Körper sich halten.

Heute denke ich: Ach, Gottchen, das haste dir ein bisschen zu einfach vorgestellt, Katja…

Zu meiner Entschuldigung muss ich sagen: Mein fünfzigster Geburtstag gehört zu den glücklichsten Tagen meines Lebens. Ich war zu der Zeit nämlich Show-Girl bei der RTL-Tanzshow *Let's Dance* und lebte meinen absoluten Traum. Konzept der Show: Promis werden innerhalb weniger Wochen von Profitänzern so hart trainiert, dass sie vom Tanz-Neuling zur Walzerkönigin oder Cha-

Cha-Queen mutieren. Falls Sie die Staffel von 2015 gesehen haben und sich erinnern: Ich habe weiß Gott nicht als Ausnahmetalent geglänzt, aber ich hatte den Spaß meines Lebens und war wie im Rausch.

Knapp vier Monate lang stand ich jeden Morgen um sechs Uhr bei RTL im Fitnessraum auf der Matte, wo mein Profitänzer Paul Lorenz auf mich wartete. Dann trainierten wir zwei Stunden lang Walzer, Cha-Cha-Cha, Tango, Jive, Rumba – und mir erschloss sich eine vollkommen neue Welt.

Danach huschte ich glücklich und verschwitzt in meine Redaktion, schrieb für *Punkt 12* die Texte und moderierte meine Sendung. Und am Nachmittag ging ich wieder für vier Stunden zum Tanzen und Trainieren.

Das war schon stressig, aber es war der berühmt-berüchtigte positive Stress, von dem alle immer reden. Ich war euphorisch bis zum Gehtnichtmehr. Mein Tag war so durchgetaktet, dass ich nicht mal zum Essen kam, aber ich war einfach glücklich, diese Erfahrung machen zu dürfen. Den ganzen Tag tanzen, stellen Sie sich das mal vor! Für mich wurde damit ein Kindheitstraum wahr.

Mein Mann und meine Töchter hatten in dieser Zeit wirklich nicht viel von mir, doch sie hielten mir komplett den Rücken frei, damit ich das einmalige Show-Erlebnis in vollen Zügen genießen konnte. Meine Familie gab mir quasi vier Monate lang frei. Einkaufen, kochen, mit den Kindern Hausaufgaben machen – das alles fiel erst mal flach. Wir aßen jeden Tag das, was mein Mann oder unsere geliebte Nanny Weila gekocht hatten. Den Tisch abräumen war in der Zeit das Höchste der Gefühle, was ich an Hausarbeit machte, und während ich die Teller in den Händen balancierte, übte ich meist noch mal die Choreografie. Das war nämlich mein großes Problem: Ich konnte mir die Schritte einfach nicht merken. Aber ich hatte trotzdem den größten Spaß, den man sich nur vorstellen kann.

Genau in die Zeit fiel mein fünfzigster Geburtstag. Es gab eine Mega-Party mit fast zweihundert Freunden und Kollegen, und ich tanzte um zwei Uhr nachts auf der Theke.

Das Thema Wechseljahre war für mich so weit entfernt wie der Mond. Mindestens. Ich tanzte einfach auf einer Welle der Leichtigkeit durchs Leben und war jeden Tag dankbar, dass ich so etwas Aufregendes erleben durfte.

Zwei Wochen später, am 8. Mai 2015, war dann Schluss mit lustig. Ich flog raus – und fiel in ein tiefes Loch.

Nicht, dass ich mir Chancen auf den Sieg ausgerechnet hätte. Die *Let's-Dance*-Jury hatte mich mit Kritik nicht verschont, es gab nicht den kleinsten Kollegen-Bonus, was gut war. Mir war schon nach der siebten Show von vierzehn klar, dass es von jetzt an eng für mich werden würde. Auch damit war ich »fein«, wie man so schön sagt, weil meine Mittänzer einfach besser getanzt hatten als ich.

Aber das abrupte Ende dieser extrem stressigen, flirrenden, aufregenden und verrückten Zeit war wie ein Schock. Den Sonntag nach meinem Ausscheiden saß ich nicht zu Hause im Kreis meiner Lieben und freute mich, jetzt nicht trainieren gehen zu müssen. Stattdessen war ich innerlich auf dem Sprung und dachte nur: Du musst los – dabei musste ich das ja gar nicht! Das fühlte sich so frustrierend an.

Dabei ist mein Leben auch ohne *Let's Dance* alles andere als langweilig. Ich habe das große Glück, dass ich Kinder und Job wunderbar miteinander vereinbaren kann. Ich moderiere seit 1997 das RTL-Mittagsmagazin *Punkt 12*. Das bedeutet jeden Morgen um sieben Redaktionskonferenz, um neun Styling und Maske, dann Texte schreiben und um zwölf Uhr: Sendung! Zwei Stunden lang. Um halb drei findet die Konferenz für den nächsten Tag statt. Gegen sechzehn Uhr komme ich mit meinen Kindern gemeinsam nach Hause und habe den ganzen restlichen Nachmittag Zeit für sie. Dann erledige ich all das, was andere Mütter auch tun: Hausaufgabenhilfe, Kinder durch die Gegend kutschieren, einkaufen, kochen, Kinder ins Bett bringen und selbst noch ein bisschen Sport machen. Also ein durch und durch ausgefülltes Leben ohne auch nur eine Sekunde Langeweile.

Als dann aber das Ende bei *Let's Dance* kam, ich plötzlich nicht mehr tanzte, nicht mehr dieses Lampenfieber, die Anspannung spürte, war das wie kalter Entzug. Ich wusste ein paar Tage lang echt nicht, wo ich mein Ei hinlegen sollte.

Zwei Wochen später war ich wieder »clean«, um in dem Bild zu bleiben. Ich bin ein sehr bodenständiger Mensch und hatte mir klargemacht: Tanzen ist vorbei, jetzt geht's zurück in den Alltag – und der hatte mich auch schnell aufs Neue im Griff. Ich dachte: Alles wieder okay, es läuft seinen gewohnten Gang bei Familie Burkard-Mahr. Aber Pustekuchen! Das war wohl die krasseste Fehleinschätzung meines Lebens. Immer öfter wurden nämlich Beschwerden von meinen Töchtern laut, nach dem Motto:»Mama, du nervst mit deiner Motzerei!«

Mir war klar, dass ich sie fast vier Monate lang hatte schalten und walten lassen, wie sie wollten. Natürlich passte es ihnen nicht, dass ich wieder mehr Ordnung, Struktur und Grenzen einforderte. Meine Tochter Marie-Thérèse war mit ihren vierzehn Jahren außerdem gerade in der Pubertät, und wie das so ist in dem Alter: Sich mit Mama anlegen gehört zu den Paradedisziplinen! Das wusste ich und nahm es – meiner Meinung nach – recht gelassen zur Kenntnis.

Aber meine Töchter sahen das anders. Sie gaben keine Ruhe und beschwerten sich ständig, ich sei viel zu gestresst, ungeduldig, kurz: unausstehlich. Je mehr sie mir das einredeten, desto gestresster wurde ich tatsächlich! Meine Theorie war: Die Große in ihrer Pubertät rebelliert, und die Kleine macht aus Sympathie mit.

So ging das einige Wochen lang, und es wurde definitiv nicht besser. Ich war dauernd auf hundertachtzig und drohte nicht nur einmal mit zusammengebissenen Zähnen:»Wenn ihr jetzt nicht dies oder jenes macht, dann kracht es hier ganz gewaltig!« – »Chill mal deine Basis, Mama!«, lautete einer der Lieblingssätze meiner Großen. Und zugegeben, ich habe oft gedacht: Noch ein Mal diesen Scheiß-Spruch, und ich kann nicht mehr an mich halten!

Besonders hoch her ging es an einem ganz speziellen Abend: Meine Jüngste trödelte wie immer stundenlang im Badezimmer herum, ich hatte schon gefühlte tausend Mal gesagt:»Jetzt beeil dich, sonst bist du morgen in der Schule wieder hundemüde.« Diese Aufforderung bewirkte, wie in den meisten Familien, nicht das Geringste. Das hätte mich nicht groß überraschen sollen, es war schließlich nicht das erste Mal, dass ich auf taube Ohren stieß. Dann aber passierte etwas, das ich bis heute nicht fassen kann und das absolut nicht meinem üblichen Wesen entspricht: Ich schrie, und zwar so laut, dass ich am Ende fast keine Stimme mehr hatte.

Ich war wie eine Furie und hatte das absolute Bedürfnis, etwas an die Wand zu donnern (was ich dank eines letzten Funkens Vernunft dann doch nicht tat). Am Ende des Anfalls biss ich so stark auf meine Backenzähne, dass ich einen Kieferkrampf bekam. Beide Kinder waren total geschockt. Und ich hatte das Gefühl, dass ein anderes Wesen die Kontrolle in meinem Kopf übernommen haben musste.

Meine Große kümmerte sich um die Kleine, während ich nach draußen an die frische Luft rannte und vor der Tür heulend zusammenbrach. Später lagen wir uns alle in den Armen, und ich entschuldigte mich wieder und wieder.

Ich schämte mich so sehr wegen dieses Anfalls, dass ich lange überlegt habe, ob ich ihn hier so offen schildern soll. Aber letztlich war dieser Kontrollverlust mit dafür verantwortlich, dass ich ein Buch über die Wechseljahre schreiben wollte. Denn ich stehe damit nicht alleine da, und ich bin mir sicher, dass außer mir noch etliche andere Frauen massive Stimmungsschwankungen erleben und sich selbst Vorwürfe machen, obwohl die Ursachen dafür nicht in ihrem Verhalten, sondern in den Hormonen begründet liegen.

Mein Geheimnis **Nr. 1**
Hormone checken lassen, bevor man sich trennt oder sich Beruhigungspillen verschreiben lässt! Progesteron kann Beziehungen retten – ich habe es selbst erlebt!

Ich bin nach wie vor untröstlich darüber, dass mir das passiert ist. Natürlich habe ich meine Kinder vorher auch schon mal angeschrien – welche Mutter tut das nicht? Aber das waren immer Ansagen im grünen Bereich: Dass ich wegen eines eher nichtigen Anlasses derart ausflippen könnte, hätte ich nie und nimmer für möglich gehalten.

Ich brauche Urlaub!, war damals mein erster Gedanke. Die ganze *Let's-Dance*-Zeit mit Show und Job war wahrscheinlich doch anstrengender, als ich angenommen hatte. Mir kam sogar der verwegene Gedanke, mir könnte Fett auf den Rippen fehlen! Es heißt ja, dass ein bisschen Speck ruhiger und gelassener macht. Ich aber hatte mindestens sieben Kilo abgenommen durch meine Tanzerei. Also ließ ich – aus »therapeutischen Gründen« – auf meinen Ausraster hin mein heimliches

Laster wieder zur Regel werden: abends im Bett, wenn der Mann nicht da war und die Kinder schliefen, eine Tüte Chips und ein spannendes Buch oder eine Serie! Ein großes Glück, auch wenn es ernährungstechnisch der Super-GAU ist. Vom Thema »Vorbild für die Kinder« wollen wir erst gar nicht anfangen, die kennen mein kleines fieses Geheimnis sowieso.

Wir machten Urlaub, ich wurde wieder dicker, aber das Tier in mir gab einfach keine Ruhe.

Immer öfter schlug sich mein Mann auf die Seite der Kinder und meinte, ich sei auffällig aggressiv. Ich fiel aus allen Wolken! Schließlich hatte ich von mir selbst das Bild, eine liebende, verständnisvolle Mutter und amüsante Partnerin zu sein, und dann behauptete die Familie geschlossen: »Du bist unausstehlich!« Gegensätzlicher geht's kaum.

Plötzlich schlug mein Gefühl um. Die Kritik meines Mannes löste eine Traurigkeit in mir aus, die ich so von mir nicht kannte. Mehr als einmal fragte ich mich: Was passiert hier mit mir und meinem Leben? Zum ersten Mal konnte ich nachempfinden, wie sich depressive Menschen fühlen.

Als Nächstes konnte ich nachts nicht mehr gut schlafen. Das haute mich um! Bis dato war mir völlig unbegreiflich, wie Menschen nicht schlafen können, obwohl sie müde sind. Ich mit meiner Sechs-Uhr-Aufstehzeit schlafe normalerweise sofort ein, wann immer sich die Gelegenheit ergibt. Im Flugzeug, in der Maske vor meiner Sendung, sogar während einer Zahnwurzelbehandlung bin ich schon eingenickt (was natürlich sehr für die Kunst meines Zahnarztes spricht).

Doch jetzt lag ich nach einem anstrengenden Tag hellwach im Bett und sann darüber nach, was für eine schlechte Mutter ich doch war. Irgendwann nachts musste ich an all die Fotos denken, die ich seit Ewigkeiten nicht mehr eingeklebt hatte. Eigentlich hatte ich vorgehabt, jedes Jahr jedem Kind ein eigenes Album zu machen. Stattdessen sammelten sich die Fotos in einer überquellenden Kiste – und wurden urplötzlich zur fixen Idee. Während ich in meinem Bett lag und partout nicht einschlafen konnte, verzweifelte ich angesichts der Tatsache, dass ich wahrscheinlich auch die nächsten Jahre nicht die Zeit und den Nerv finden würde, das aufzuholen. Was tat ich meinen armen Kindern mit dieser Nachlässigkeit nur an! Ich steigerte mich in das Thema dermaßen hinein, dass ich die Fotos ernsthaft mit in den Urlaub nahm, um meinen schweren Fehler zu beheben. Als ich die riesige Kiste ins Auto bugsierte, guckte mein Mann mich an, als wollte er mich am liebsten einweisen lassen. Vorher hatte ich ihm unter Tränen gestanden, wie sehr es mich belastete, dass unsere Kinder keine Jahresalben hatten.

»Moch dös doch, wennst mol in Rente gehst, dann host Zeit«, meinte er mit viel Selbstbeherrschung in seinem breiten Wienerisch.

Ich aber nahm mir vor, in den kommenden Tagen morgens um sechs aufzustehen, und dachte: Bis zehn, wenn der Rest der Familie aus den Betten steigt, kannst du richtig was wegschaffen. Natürlich kam ich den gesamten Urlaub über nicht dazu und fühlte ich mich daraufhin noch mieser.

Kurz gesagt: Ich hatte ständig schlaflose Nächte wegen unlösbarer Scheinprobleme dieser Art. Hätte mir vorher eine Frau erzählt, dass so etwas ihr größtes Problem sei, hätte ich mich gefragt: Tickt die noch ganz richtig?

Inzwischen weiß ich, dass unaufgeräumte Keller, ungeordnete Dokumente und einiges mehr genau das Potenzial haben, im Grunde entspannte Frauen um die fünfzig tatsächlich zu belasten, so merkwürdig sich das auch anhört. Man kann plötzlich nicht mehr ertragen, was man jahrelang einfach so hingenommen hat. Wir sind im ersten Kapitel und meiner Meinung nach bereits bei einem Kernsatz der Wechseljahrsproblematik angekommen: Wir Frauen können in dieser Zeit nur noch schlecht mit Dingen umgehen, die uns schon ganz lange nerven. Wir haben das Bedürfnis zu ordnen, zu klären, Missstände abzuschaffen, endlich aufzuräumen – innen und außen.

Ich kann verstehen, wenn die eine oder andere von Ihnen jetzt denkt: Als ob unaufgeräumte Keller oder nicht eingeklebte Fotos ein Problem wären – da habe ich ganz andere Sorgen, wenn ich nachts nicht schlafen kann. Vollkommen richtig, und ich weiß, dass man dankbar sein muss, wenn es nur so läppische Pseudoprobleme sind, die man plötzlich keine Sekunde länger aushält. Ich hatte auch andere Sorgen, doch davon erzähle ich später.

Dieser »Aufräum-Wahn«, wie mein Mann ihn nennt, überkommt viele Frauen, wenn das Hormon-Karussell sich immer schneller dreht. Da liegt man nachts schlaflos im Bett und überlegt, was man alles dringend erledigen muss. Was man nicht vergessen darf. Wenn diese Gedankenspirale erst Fahrt aufnimmt, ist an Schlaf nicht mehr zu denken. Jedenfalls war das bei mir so, und das komischerweise in einer Zeit, in der ich gar nicht so viel zu tun hatte. Im Normalzustand hätte ich gedacht: Super, ist gerade alles sehr entspannt. Doch jetzt war ich nur noch fertig. Die vermeintlichen Kleinigkeiten hielten mich nächtelang wach. Wenn morgens um sechs dann der Wecker klingelte, fühlte ich mich wie vom Bus überfahren. Fix und foxi ist gar kein Ausdruck. Entsprechend erschöpft war ich tagsüber.

Geduld ist sowieso nicht meine größte Stärke, aber in der schlaflosen Zeit wurde ich wahnsinnig, wenn es beispielsweise an der Supermarktkasse nicht so zügig voranging, wie ich mir das vorstellte. Bevor ich in diesen Zustand geriet, nutzte ich solche Momente ganz bewusst, um meine Achtsamkeit zu trainieren. Wie stehe ich? Fühlt sich das gut an? Was rieche ich? Wie fühle ich mich? Meistens war ich dann schön im Ommm-Modus und übte mich in Geduld.

Davon aber konnte plötzlich gar keine Rede mehr sein. Ich wäre jeder langsamen Kassiererin am liebsten an die Gurgel gegangen und konnte nur mit äußerster Mühe und Not einen Schreikrampf unterdrücken. Ich stand da und fragte mich verzweifelt: Was ist nur los mit dir? Ich war nie so! Im Gegenteil, Situationen sollte man annehmen, wenn man sie nicht ändern kann – das war immer meine Einstellung. Menschen, die dauernd ausflippen, sind mir ein Gräuel. Und jetzt auf einmal war ich genau so jemand…

Zu Hause war ich nach wie vor am Anschlag: Die Klassiker-Themen – Hausaufgaben nicht gemacht, Zimmer nicht aufgeräumt, ich rufe drei Mal zum Essen, und niemand kommt – quittierte ich nur deshalb nicht mit Gebrüll, weil ich seit meinem schockierenden Ausraster erfolgreich die Zähne zusammenbiss. So sehr übrigens, dass ich irgendwann eine Bissschiene in der Nacht tragen musste. Äußerlich war ich vielleicht beherrscht, aber innerlich war Mike Tyson ein Schmusebärchen im Vergleich zu mir.

Das bekam natürlich auch mein Mann zu spüren. Er ist Medienberater, hat Kunden überall auf der Welt und ist entsprechend viel unterwegs. Wir kennen das nicht anders und sagen immer scherzhaft, dass dies das Geheimnis unserer langjährigen wilden Ehe ist. Wir sind seit einundzwanzig Jahren unverheiratet zusammen (ich sage trotzdem »mein Mann«, weil Boyfriend zu unseriös klingt und Partner zu langweilig), aber nach Abzug aller Dienstreisen sind es vielleicht fünf Jahre, und vermutlich deshalb gehen wir uns nicht so auf die Nerven wie viele andere Paare, die sich täglich sehen. Bei uns hatte es natürlich auch immer mal wieder Streit über den üblichen Kram gegeben. Wir sind aber beide nicht nachtragend, und bevor wir das eine oder andere Thema hätten vertiefen können, war mein Mann auch schon wieder unterwegs.

Mit einem Mal aber legte ich jedes seiner Worte auf die Goldwaage. Selbstredend waren auch Sätze dabei, die mich schon früher aufgeregt hatten, aber nicht so dramatisch. Jetzt hingegen ging ich hoch wie eine Rakete. Ein Klassiker: »Du kaufst immer das falsche Fleisch ein.« Dazu muss ich kurz erwähnen, dass mein Mann ein berüchtigter Feinschmecker ist und superpingelig bei allem, was mit Essen zu tun hat. Schon gleich zu Beginn unserer Beziehung kam ich deshalb zu dem Schluss, dass ich ihm nicht mal ein Ei kochen würde. Auf diese Weise habe ich ein feines Leben, denn wenn er da ist, dann kocht er. Ich kaufe lediglich nach seinen Wünschen ein. Doch wehe, wenn ich mir beim Metzger mal wieder irgendein sehniges Stück Fleisch andrehen lasse oder die falschen Trauben kaufe. Er hat schon über Analog-Käse gemeckert, da nannte den industriell gefertigten Käse noch keiner so. Oder unser Maggi-Thema: Ich liebe es und esse Eier nur, wenn ich ein paar Tropfen von besagter Würze daraufgeben kann. Mein Mann kriegt jedes Mal Zustände und versteckt die Flasche, wann immer sie ihm in die Hände fällt. Das war schon seit Jahren ein *running gag* zwischen uns. Aber jetzt fand ich das gar nicht mehr witzig und machte ein Riesentheater daraus, als er meine Maggi-Flasche mal wieder versteckt hatte. Ähnlich sauer wurde ich, als er über das Fleisch meckerte, das ich gekauft hatte. Ich konnte all das nicht mehr ertragen und wartete förmlich darauf, dass er etwas tat oder sagte, was mir auf die Nerven ging. Und sind wir ehrlich: Wenn man erst mal an dem Punkt angelangt ist, findet man schnell

Gründe, genervt zu sein. Zu der Zeit war ich jedenfalls nicht unfroh darüber, dass wir uns nicht jeden Tag zu sehen kriegten.

Der Schlafmangel brachte mich nicht nur schneller auf hundertachtzig, er sorgte auch dafür, dass ich nicht mehr ganz zurechnungsfähig war, wie ich im Nachhinein zugeben muss. Höhepunkt meiner Verwirrung: eine unfassbare Szene am Geldautomaten. Nein – den Code hatte ich nicht vergessen, das ist mir im Gegensatz zu vielen meiner Freundinnen eigentlich nie passiert. Stattdessen: Ich wollte zweihundert Euro abheben und tippte alles brav ein. Die Maschine forderte: Karte entnehmen. Tat ich – und ging.

Als ich nach Hause kam, fragte ich mich, ob ich nicht etwas vergessen hatte. Richtig – das Geld! Können Sie sich vorstellen, wie ich mich gefühlt habe? Da wusste ich zum ersten Mal, was Schnappatmung wirklich bedeutet. Ich bekam tatsächlich Atemnot, als mir klar wurde, was mir da passiert war. Mit wackligen Knien und einem Puls von gefühlt dreihundert lief ich zurück zum Geldautomaten. Die Scheine waren natürlich weg, und ich war zu geschockt, um zu heulen, zu schreien oder mich sonst irgendwie abzureagieren. Meinem Mann erzählte ich davon erst, als ich beschloss, die Story hier aufzuschreiben.

Am nächsten Tag rief ich bei besagter Bank an. Die waren verwundert, um es vorsichtig auszudrücken. Da es heutzutage ja überall Überwachungskameras gibt, konnte man wunderbar sehen, wie ich da am Geldautomaten stand, die Karte nahm und ging. Ich hätte eine Anzeige gegen unbekannt erstatten können, aber die Bank bestätigte meine Ahnung: Total sinnlos. Also redete ich es mir schön, so nach dem Motto: Jeden Tag eine gute Tat. Ich betrachte den Vorfall seitdem als Einzahlung auf mein Karma-Konto.

Immerhin klingelte es nun so langsam bei mir, im Sinne von: Katja, da stimmt was nicht mit dir. Ich war beschämt und hatte Angst, ich würde langsam durchdrehen. Für mich war es wirklich verstörend, dass ich meinem Gefühl nicht länger trauen konnte. Die Sache mit der Bank war ja nicht das Einzige, das mich verunsicherte. Die Stimmungsschwankungen waren auch nicht ohne. Was ich mittags noch ganz furchtbar fand, erschien mir am nächsten Morgen als Kleinigkeit, über die es nicht lohnte, sich aufzuregen. Und umgekehrt. Das kann doch nicht sein, sagte ich mir immer wieder. Wirst du etwa verrückt?

Mit anderen Worten: Ich konnte mich auf einmal selbst nicht mehr ernst nehmen, mich nicht mehr auf mein Gefühl verlassen, und das war einfach nur grauenhaft.

Ist das, was du gerade fühlst, wirklich das, was du fühlst?, lautete die zentrale Frage, die ich mir in der Zeit jeden Tag stellte. Besonders schlimm war es nach Streitereien mit meinem Mann. Ich brach riesige Diskussionen vom Zaun und regte mich über irgendetwas dermaßen auf, dass ich zu zittern anfing und mit Wut im Bauch ins Bett ging. Am nächsten Morgen verstand ich die Welt nicht mehr und fragte mich, warum ich am Abend zuvor solch ein Fass aufgemacht hatte.

Hin und wieder bemerkte ich die Blicke, die mein Mann und die Kinder sich zuwarfen. Sie galten eindeutig mir und besagten: Keine Ahnung, was sie jetzt schon wieder hat. Ich war gekränkt und dann schon wieder viel zu wütend, um vernünftig zu reagieren und anzusprechen, was gerade alles schieflief. Irgendwann trieb mich sogar die Fantasie um, die drei hätten sich gegen mich verschworen … Mein gesunder Menschenverstand, auf den ich eigentlich stolz war, schien unangekündigten Langzeiturlaub zu nehmen.

Wenn ich jetzt darüber nachdenke und schreibe, frage ich mich ungläubig: Warum bist du denn nicht mal zum Arzt gegangen? Keine Ahnung! Vielleicht war mir auch das in jener Zeit zu mühsam. Ich war so fertig, dass ich stellenweise nur noch funktionierte. Dinge, die ich früher locker nebenbei erledigt hatte, während ich rückwärts einparkte, waren auf einmal eine Katastrophe.

Da hätten bei mir alle Alarmglocken schrillen müssen, aber ich fühlte mich einfach immer erschöpfter und konnte nichts dagegen tun. Das passte überhaupt nicht zu mir, so war ich nicht. Ich beobachte mich normalerweise genau, kenne meinen Körper und meine Psyche sehr gut. Ich habe mich immer um mich gekümmert und seit meiner Pubertät auch ständig hinterfragt. Dann aber ging es mir so mies wie nie zuvor, und was tat ich dagegen? Nichts.

Mehrmals fragte ich mich, ob ich vielleicht auf dem

Weg in eine Depression sei. Doch am nächsten Tag sah die Welt schon wieder besser aus. Ich war leistungsfähig im Job und bin mir sicher, dass keinem etwas Besonderes an mir auffiel, denn im Büro und vor der Kamera funktionierte ich so wie immer. Möglicherweise hatte das etwas damit zu tun, dass ich es hasse, wenn Leute auf der Arbeit ihren persönlichen Frust an anderen auslassen. Also riss ich mich zusammen. Weil ich zu Hause aber ganz anders tickte, hatte ich das mulmige Gefühl, mir selbst nicht mehr trauen zu können. Ich war zeitweise unberechenbar – auch für mich selbst.

Meine Gefühle waren auf einer abartigen Achterbahn, die ich nur aus meiner Pubertät kannte, mal himmelhoch jauchzend und dann wieder zu Tode betrübt. Genau in dem Zustand war ja auch meine vierzehnjährige Tochter. Bei ihr fiel es mir nicht schwer zu erkennen, was mit ihr los war. Doch noch immer begriff ich nicht, dass auch meine Hormone verrücktspielten. Ihr hormoneller Zustand und meine Gereiztheit erzeugten ein ganz besonderes Kraftfeld, das alles andere als entspannend war. Mutter in den Wechseljahren, Tochter in der Pubertät... das ist so etwas wie der hormonelle Urknall und heutzutage nichts Ungewöhnliches mehr, weil viele Frauen relativ spät Kinder bekommen. Ich kann gar nicht mehr zählen, wie oft ich schon morgens auf hundertachtzig war, weil ich zum Beispiel einen bestimmten Pulli anziehen wollte und den nach langer Suche in ihrem Zimmer inmitten eines riesigen Klamottenbergs fand. Auch meine Kosmetika wurden gerne genommen. Ich auf dem Sprung und in Eile, will meine

Wimpern tuschen, aber die Mascara ist unauffindbar ...
weil sie in der Handtasche meiner Tochter gelandet war.
Mamma mia, war ich durch mit den Nerven!

Zwischendurch gab es Wochen, in denen alles okay zu
sein schien. Ich hatte wieder Energie, schlief gut, war
entspannt. Deshalb war es auch so leicht, keinen Ter-
min beim Arzt zu vereinbaren. »Mach jetzt kein Drama
draus, Katja«, war einer der Sprüche, mit denen ich
mich damals über Wasser hielt.

Aber dann gab es ein Schlüsselerlebnis. Ich war
unterwegs in der Stadt. Hektisch, Zeitdruck, meterlange
To-do-Liste. Flitzte über einen Zebrastreifen. Eine Frau
im nahenden Jeep musste volle Kanne auf die Bremse
steigen. Ich winkte betroffen und wollte schnell weiter.
Da stieg die Fahrerin aus. Hochroter Kopf, ein Schnau-
ben wie ein Stier. Sie brüllte mich an wie kein Mensch
zuvor in meinem Leben. Was ich denn für eine blöde,
dämliche Kuh sei?! Ob ich keine Augen im Kopf hätte?
Wie ich dazu käme, so durch die Gegend zu laufen?

Ich stand wie paralysiert da und hörte dieser extrem
wütenden Frau zu. Wäre sie auf mich zugekommen und
hätte mir eine Ohrfeige verpasst, ich hätte mich nicht
gewundert. In der Zwischenzeit hatte sich hinter ihr
eine lange Schlange von hupenden Autofahrern gebildet.
Mindestens zwanzig andere Fußgänger standen um uns
herum und guckten zu, wie die Frau mich zur Schnecke
machte. Wahrscheinlich in der Hoffnung, dass diese auf-
gebrachte Furie tatsächlich handgreiflich werden würde
und es dann so richtig was zu sehen gäbe.

Das ist zum Glück nicht passiert. Sie schwitzte nur

wie verrückt, kriegte jede Menge hektische rote Flecken und schluchzte irgendwann, ich blöde Kuh solle doch zur Hölle fahren. Dann endlich stieg sie in ihr Auto und gab Gas, wie es sonst nur Formel-1-Fahrer tun – quietschende Reifen inklusive.

Ich war vollkommen verdattert. Die kleine Menschentraube um mich herum atmete hörbar auf. Ein Mann sagte zu mir:»Junge Frau, machen Sie sich nichts draus! Das war bloß eine Furie in den Wechseljahren. So eine will man nicht zu Hause haben!«

Plötzlich dämmerte es mir. Besser gesagt: Mir ging ein ganzer Kronleuchter auf. Da war es, dieses Wort: *Wechseljahre!*

Sie können sich nicht vorstellen, wie ich mich fühlte, als ich mich fragte: Bist du genauso wie diese Frau, die sich gerade derart schockierend benommen hat?

Stammte meine Wut auch daher? Benahm ich mich zu Hause ganz ähnlich wie diese Frau? Waren *das* die *Wechseljahre?*

Alles, was ich zu dem Zeitpunkt über dieses Thema wusste, war: Hitzewallungen! Frauen in den Wechseljahren schwitzen plötzlich, als wären sie vom Winter in den Hochsommer katapultiert worden. Ich erinnerte mich, wie meine Mutter damit zu kämpfen hatte. Von jetzt auf gleich riss sie dann alle Fenster auf, ihre Frisur fiel in sich zusammen, und Schweißperlen standen ihr auf der Stirn. Eine andere Frau, die ich kenne, hatte einen unfassbaren Verbrauch an Mattierungstüchern. Die riss sie immer aus der Handtasche und tupfte damit ihr Gesicht ab. Hatte ich alles nicht. Ich hatte mit

Gefühlen zu kämpfen, wie sie gegensätzlicher kaum sein können: Entweder war ich aggressiv oder depressiv. Ich geriet nicht körperlich, sondern seelisch in Wallung. Aber meine Periode, nach der ich eigentlich die Uhr stellen konnte, war seit einiger Zeit unpünktlich wie nur was. Kommt vom Leistungssport und der Gewichtsabnahme von *Let's Dance,* hatte ich gedacht. Und jetzt begriff ich, dass ich damit sehr, sehr falschlag!

Was mich zu der Zeit zusätzlich verwirrte, war die Tatsache, dass ich so gut wie gar nichts über den Zustand wusste, mit dem Frauen meines Alters rechnen müssen. Aber warum war das so? Ich weiß berufsbedingt doch sonst über nahezu alles wenigstens ein bisschen Bescheid. Ich nenne das immer »mein fundiertes Halbwissen«, das haben nahezu alle Journalisten oder bilden es sich zumindest ein. Und alles, was mit Medizin zu tun hat, ist schon lange eine Art Hobby von mir.

Seit knapp dreiundzwanzig Jahren moderiere ich meine Sendung *Punkt 12* bei RTL. Jeden Tag zwei Stunden Informationen zu *allen* Themen, die Sie sich vorstellen können und die die Menschen bewegen. Themen, die vor allem Frauen bewegen. Denn der Löwenanteil unserer Zuschauer sind Frauen aller Altersgruppen.

Ich habe Hunderte Beiträge über Schwangerschaften anmoderiert. Über das Prämenstruelle Syndrom (PMS), schmerzhafte Regelblutungen, starke Blutungen, schwache Blutungen, ausbleibende Blutungen. Wir haben wirklich über *alles* aus diesem Themenkreis berichtet. Endometriose, alle möglichen Krebsformen,

Papilloma-Viren... In *Punkt 12* gibt es keine Hemmungen vor gynäkologischen Themen. Wir haben sogar ausführlich erklärt und beschrieben, wie Geschlechtsumwandlungen ablaufen, mit anschaulicher Grafik gleich dazu. Alles kein Problem. Wir sind nicht verschämt, wenn es um »untenrum« geht. Und wenn wir über bestimmte Themen nicht berichten, dann haben wir uns zumindest vorher in diversen Konferenzen mit ihnen beschäftigt und sie dann aus irgendwelchen Gründen aussortiert. Wechseljahre aber waren nie dabei! In all den Jahren, in denen ich Fernsehen mache, habe ich nicht einen einzigen Beitrag zu dem Thema anmoderiert. Ich habe darüber auch nicht viel Erhellendes in den ganzen Zeitungen und Zeitschriften gelesen, die ich berufsbedingt auf der Suche nach Themen scanne.

Witzigerweise kann ich mich auch an keinen Mädelsabend erinnern, wo die Menopause jemals zur Sprache gekommen wäre. Und wie die meisten Frauen wissen, gibt es da kaum Themen, die tabu sind. Männer, Macken von Männern, Sex in all seinen Spielarten, Botox, Seitensprünge, wer mit wem, finanzielle Probleme, Besuche bei Wahrsagern oder Schamanen, Psychotherapien – was ich schon alles bei diversen Frauenabenden gehört habe, ist spannender als viele Krimis. Auch auf Partys haben mir wildfremde Frauen ihre Geheimnisse anvertraut, bei denen mir öfter mal der Mund offen stand. Selbst Sextoys sind heutzutage kein Tabuthema mehr für viele Frauen. Einige haben sogar den berühmt-berüchtigten Adventskalender, wo es vom 1. bis 24. Dezember täglich ein kleines Goodie gibt, bis zur Ankunft des Herrn (gelungener Wortwitz, oder?). Aber mal im Ernst: Vielen Menschen ist heutzutage ja nix mehr peinlich.

Außer die Wechseljahre. Die werden geschickt umgangen. Weder im Fernsehen noch in Zeitschriften noch bei Frauenabenden finden sie ganz selbstverständlich Erwähnung. Aber warum? Sind mangelnde Hormone peinlicher als zu viele?

Das alles schoss mir durch den Kopf, während mir dämmerte, dass ich klimakterisch sein könnte. Und das machte mich nicht weniger hysterisch, um ehrlich zu sein.

Dann fiel mir allerdings ein, dass ich zumindest einen Film kenne, in dem es um die Sache mit den Hitzewallungen geht: ausgerechnet *Sex and the City 2*. Samantha, im Film zweiundfünfzig und als männermordender Vamp etabliert, kämpft gerade mit ihrer Menopause. Die vier Mädels reisen nach Abu Dhabi. Am Flughafen kassieren sie Samanthas Hormone ein, und deshalb dreht sie immer wieder durch.

Ich habe mir den Film jetzt, wo ich das Buch schreibe, noch mal angeguckt. Sehr witzig. Eigentlich wäre es doch die Gelegenheit gewesen, das Thema Wechseljahre mit diesem bunten Film aus der Grauzone zu holen. Ist aber nicht passiert. Schade!

Rund zwölf Millionen Frauen sind allein in Deutschland zwischen vierzig und neunundfünfzig, also genau in dem Alter, in dem es losgeht, in dem Frauen mittendrin sind in den Wechseljahren oder vielleicht auch gerade durch. In Amerika stiegen die Medien damals, als der Film ausgestrahlt wurde, nicht sonderlich auf das Thema ein. Auch in Deutschland sorgte das 2010 nicht für viel Aufsehen. Hier wie dort ging es eher um die Klamotten von Carrie & Co. und darum, welche Typen Samantha vernascht hatte. Aus meinem heutigen Blickwinkel finde ich es spannend, wie die vier Busenfreundinnen in einem Basar in Abu Dhabi entdecken, dass die muslimischen Frauen, zu denen sie fliehen müssen, dasselbe Hormon-Buch wie sie lesen, nämlich *Breakthrough* von Suzanne Somers, in dem viel Wissenswertes über bioidentische Hormone steht. Hat von den Zuschauern und Kritikern damals keinen groß interessiert.

Ich finde aber: Nur, wenn wir Frauen wissen, was in dieser Phase unseres Lebens genau mit uns passiert, können wir mit den Wechseljahren so umgehen, dass sie uns nicht belasten, und uns stattdessen fit machen für die zweite Hälfte unseres Lebens.

Zielgruppenanalyse gehört ja zu meinem täglich Brot, wenn ich mit meinen Kollegen unsere Fernsehquoten ansehe. Warum spielt eine derart tief greifende Veränderung von so vielen Frauen da keine Rolle? Über Glutenunverträglichkeit, die geschätzt nur 0,3 Prozent der Deutschen haben, gibt es überall ellenlange Artikel, Informationen, Beratungen. In jedem Dorf-Supermarkt bekommt man inzwischen glutenfreies Brot. Zuverlässige Informationen über das Klimakterium hingegen muss man schon gezielt suchen. Hat es damit zu tun, dass Wechseljahre für Frauen angeblich wie ein kleiner Schnupfen sind, der ohne Weiteres vorbeigeht? Vor ein paar Jahren hätte ich das für eine mögliche Erklärung gehalten. Doch jetzt, wo ich sie selbst erlebe und mit zig Frauen darüber gesprochen habe, weiß ich: Wechseljahre sind alles andere als etwas, das spurlos an uns vorübergeht. Im Gegenteil: Viele Frauen erleben sie als etwas, das ihr Leben umfassend verändert. Aber merkwürdigerweise ist dieses Massenerlebnis kein Massenthema.

Also – was ist so geheimnisvoll und unaussprechlich daran? Ich glaube, ich weiß es jetzt…

KAPITEL 2
JEDE FRAU IN DEN WECHSELJAHREN IST EIN KRIMINALFALL

Ich könnte in den Wechseljahren sein… Das war eine völlig neue Erkenntnis, die ich erst einmal verdauen musste. Bei näherer Betrachtung wurde mir klar: Es passte alles. Alter, Beschwerden, Stimmungsschwankungen – wie aus dem Lehrbuch. Dass mir die Erklärung für meine Zustände mitten auf einem Zebrastreifen einfiel, hätte ich wirklich nie für möglich gehalten. Warum war ich eigentlich nicht früher darauf gekommen?

Natürlich ging ich sofort zu meiner Frauenärztin, in der Hoffnung: Bitte geben Sie mir etwas, damit der ganze Wahnsinn aufhört. Aber bitte nichts, von dem ich befürchten muss, dass es mich krank und dick macht und die Nebenwirkungen mich vor ganz andere Probleme stellen…

Als ich meiner Frauenärztin mein Leid geklagt hatte, meinte sie:»Das spricht alles für die Wechseljahre und dass bei Ihnen die Hormone Östrogen und Progesteron im Keller sind.«

Zu der Zeit war ich noch ziemlich ahnungslos, was Hormone anging. Wie viele Frauen war ich überzeugt:

Wer Hormone einnimmt, bei dem steigt das Krebsrisiko. Meine Frauenärztin nahm sich Zeit, um mir genau zu erklären, was gegen den Hormonmangel helfen könne. Aber das reichte nicht wirklich, um mir die Sorge zu nehmen und alle Fragen über das Ungleichgewicht in meinem Körper zu beantworten. Was sie mir mit auf den Weg gab, waren zwei Möglichkeiten, zwischen denen ich mich entscheiden sollte: die fehlenden Hormone durch Medikamente zu ersetzen oder es mit alternativen Methoden und pflanzlichen Mitteln zu versuchen.

Ehrlich gesagt marschierte ich ziemlich verunsichert aus der Praxis. Als Journalistin mit hohem Interesse an Medizin gehöre ich nicht zu den einfachen Patienten, die brav alles nehmen, was der Arzt ihnen verordnet. Ich will ganz genau verstehen, was Sache ist. Ich lese auch jeden Beipackzettel und bin natürlich angesichts der zahllosen Neben- und Wechselwirkungen immer wieder verunsichert, wenn meine Kinder oder ich mal Medikamente einnehmen müssen. Woher soll ich wissen, ob wir Unverträglichkeiten gegen diesen oder jenen Wirkstoff haben? Und erst recht, wie der in Kombination mit einem anderen Stoff wirkt...

Tatsächlich stiefelte ich aus der Arztpraxis schnurstracks in eine Apotheke und fragte, ob es denn keine Globuli gegen Wechseljahrsbeschwerden gebe. Gibt's! Ich bekam eine Mischung, die »Ovaria« heißt. Ovaria wie Eierstock, damit war ich schon mal in der richtigen Gegend.

Vier Wochen lang nahm ich die Kügelchen und spürte leider keine Veränderung. Im Gegenteil: Jetzt, da ich wusste, dass es die Wechseljahre sind, nahm ich meinen Zustand erst richtig unter die Lupe. Ich schlief schlecht und war natürlich tagsüber hundemüde. Um den Energiemangel auszugleichen, war ich gierig nach Kohlenhydraten in Form von Zucker. Dadurch jagte mein Insulinspiegel rauf und runter wie eine Achterbahn. Das wiederum wirkte sich auf meine Stimmung aus. Horror! Die Globuli konnten in meinem Fall überhaupt nichts bewirken.

Als Nächstes probierte ich eine Progesteron-Creme aus, die ich von einer Heilpraktikerin verschrieben bekam. Auch hier stellte ich weder eine Verbesserung noch eine Verschlechterung meiner Symptome fest. Es half, dass ich den Grund dafür wusste; wenigstens dachte ich nicht länger, ich würde noch verrückt werden. Aber unterm Strich war klar: So konnte es nicht weitergehen.

Also recherchierte ich weiter und sah mir an, was die Alternativmedizin zum Thema Wechseljahre sonst noch zu bieten hat. Auf jeden Fall sagte mir der ganzheitlichere Blick auf diese besondere Lebensphase zu. Aber irgendwie fand ich einfach nicht heraus, was mir speziell helfen könnte. Soja? Gelee Royale? Schüssler-Salze? Vielleicht lieber Hormon-Yoga? Oder doch besser eine der angepriesenen Heilpflanzen? Mönchspfeffer, Traubensilberkerze oder vielleicht Rotklee? Hatten diese Mittel denn nicht auch Nebenwirkungen? »Natürlich« darf schließlich nicht immer mit »unbedenklich« gleichgesetzt werden... Am Ende jeder Empfehlung hieß es außerdem: Entscheiden Sie selbst, ob Sie Hormone, etwas Pflanzliches oder gar nichts nehmen möchten. Aber wie soll ich mich entscheiden, wenn ich mich nicht auskenne?

Alles in allem war nur eines sicher: Es waren die Hormone …

Ist es nicht verrückt, wie oft wir Frauen zu hören kriegen, dass die Hormone für dieses oder jenes an und in uns verantwortlich sind? Was oft so lapidar dahergesagt wird, wenn Schwangere aus scheinbar nichtigem Grund weinen, pubertierende Kinder unausstehlich sind, Frauen um die fünfzig Hitzewallungen bekommen, hat allerdings wirklich einen gemeinsamen Nenner: Es sind die Hormone!

Aber was genau sind denn Hormone? Kurz gesagt handelt es sich um Botenstoffe, die zahlreiche Vorgänge im Körper regulieren und Informationen weitertragen. Sie werden in speziellen Organen gebildet, wie zum Beispiel in der Schilddrüse, der Hirnanhangdrüse, den Nebennieren und auch in den Eierstöcken und Hoden. Wir alle kennen das Gefühl, wenn unser Blutzuckerspiegel sinkt – eine Folge des Hormons Insulin, das in der Bauchspeicheldrüse gebildet wird. Oder Adrenalin, das bei einer Bedrohung ausgeschüttet wird und uns in den Kampf- oder Flucht-Modus versetzt. Diese alltäglichen Beispiele zeigen, wie stark die Wirkung der Hormone auf den menschlichen Körper ist. Heißhunger, pures Adrenalin – oder eben massive Stimmungsschwankungen und Hitzewallungen, wenn der Haushalt – besser das Gleichgewicht – der Hormone Östrogen und Progesteron durcheinandergerät.

Es ist wirklich wichtig, dass sich jede Frau mit dem Thema wenigstens ein bisschen auskennt. Leider ist es nämlich so, dass wir das nicht automatisch von Ärzten erwarten können. Die Endokrinologie, also die Wissenschaft von den Hormonen, ist hochkompliziert und keineswegs Fachgebiet jedes Gynäkologen. Daher widme ich diesen faszinierenden Bodenstoffen ein eigenes Kapitel (siehe Seite 51).

Mein Tipp: Suchen Sie sich immer einen Frauenarzt oder eine Frauenärztin, der oder die eine Zusatzausbildung in Endokrinologie hat. Medizinisches Fachwissen verdoppelt sich etwa alle fünf Jahre, auch in diesem für uns Frauen so wichtigen Fachgebiet. Wir sollten deshalb immer größten Wert darauf legen, dass die Ärzte unseres Vertrauens auch auf dem neuesten Stand sind. Ich habe leider schon viele haarsträubende Leidensgeschichten von Frauen gehört, deren Ärzte offenbar zu wenig Fachwissen über Hormone hatten. Deshalb ist es meiner Meinung nach sehr wichtig, dass wir Frauen uns selbst so gut wie möglich informieren und auskennen. Wissen ist Macht, vor allem dann, wenn es um unsere Gesundheit geht.

Besagte Progesteron-Creme hatte ich über einen Kontakt von einer Bekannten bekommen, die sich von einer Heilpraktikerin individuelle Hormone aus Yamswurzeln zusammenstellen ließ. Medikamente, nur für mich hergestellt – das klang für mich in meiner damaligen Ahnungslosigkeit viel besser, als ein Massenprodukt aus den Chemieküchen der Pharmalabore einzunehmen.

Es hörte sich nach einer sanfteren, sprich harmloseren Therapie an. Verstanden hatte ich die Unterschiede allerdings nicht wirklich. Und die Creme half bei mir leider auch nicht.

Nachdem ich auf alle meine Fragen einfach keine befriedigenden Antworten bekam, rief ich den bekannten Hormonexperten Professor Dr. Dr. Johannes Huber aus Wien an. Er war jahrelang Leiter der Abteilung Gynäkologische Endokrinologie und Reproduktionsmedizin am Wiener Allgemeinen Krankenhaus (AKH) sowie Vorsitzender der Bioethik-Kommission der Österreichischen Bundesregierung. Außerdem ist Professor Huber Autor vieler Bücher und betreibt heute eine private Praxis für Endokrinologie in Wien.

Zum Glück kennen wir uns schon lange, und ich durfte ihm stundenlang all meine Fragen stellen und meine Zweifel anmerken. Natürlich erkundigte ich mich nach der Yamswurzel, und seine Antwort lautete klar und deutlich:»Hier wird für viel Geld mehr oder weniger das Gleiche verkauft, was man von der Krankenkasse in besserer Qualität – weil ständig überprüft – in der Apotheke bekommt.«

Die Fülle an Informationen, die ich im weiteren Verlauf des Gesprächs von Professor Huber bekam, machte mich fast schwindelig, aber auch euphorisch. Denn es war Land in Sicht! Ich erfuhr nämlich, dass ich gefahrlos mit der Einnahme bioidentischer Hormone beginnen konnte.

Bioidentische Hormone entsprechen, wie der Begriff sagt, vollkommen denen, die unser Körper selbst produziert. Ihre molekulare Struktur ist dieselbe wie beim Original und bewirkt das Gleiche wie das körpereigene Hormon. Der Ursprung der bioidentischen Hormone ist das Diosgenin, das aus der mexikanischen wilden Yamswurzel oder aus Soja gewonnen wird. Diosgenin ist eine Vorstufe, aus der Hormone wie Progesteron, 17-Beta-Estradiol, Testosteron, DHEA, Pregnenolon und Cortisol labortechnisch hergestellt werden können. Unserem Körper ist es egal, ob er diese Hormone selbst produziert hat oder ob sie im Labor hergestellt wurden. Weil sie die gleiche Struktur haben wie die körpereigenen, wirken sie tatsächlich wie Hormone.

Ich hatte Glück: In meiner Familie gibt es keinen Brustkrebs, ich bin seit langer Zeit Nichtraucherin und habe kein erhöhtes Thromboserisiko. Professor Huber erklärte mir, dass ich damit eine Paradepatientin für eine moderne Hormonersatztherapie (HET) sei, mit deren Hilfe die wechseljahrsbedingten Beschwerden gezielt angegangen werden. Ich ließ mir bioidentisches Östrogen (in meinem Fall das Gel Gynokadin) und Progesteron (Utrogest) verschreiben, morgens das Gel, abends eine Kapsel. Übrigens: Ich bekomme kein Geld oder andere Zuwendungen dafür, dass ich diese beiden Produkte nenne, sie sind einfach die gängigsten. Nach ungefähr zwei Wochen merkte ich schon, wie es mir besser ging. Vier Wochen nach Beginn der Einnahme hatte ich das Gefühl: Ich habe mein altes Leben zurück!

Seither nehme ich diese beiden Hormonpräparate ein und komme bestens damit klar. Ich gehe regelmäßig zur Krebsvorsorge (Gebärmutterhals- und Brustkrebsvorsorge) und fühle mich quasi wieder wie neu. Allerdings habe ich im Lauf der Jahre knapp fünf Kilo zugelegt. Es fing mit ein bis zwei Kilo an und wurde kontinuierlich mehr. Alle meine Tricks, die früher für schnelles Abnehmen funktionierten, zeigten auf der Waage plötzlich null Komma null Wirkung. Im Gegenteil: Meine Lust auf Kohlenhydrate war nicht mehr zu bremsen. Meine Chips-Sucht habe ich Ihnen schon gebeichtet. Aber auch alles andere, was dick macht, war vor mir nicht mehr sicher. Es ging so weit, dass meine Kinder ihre Süßigkeiten vor mir versteckten! Das fand ich einerseits lustig, andererseits tragisch. Ausgerechnet ich als Ernährungsexpertin aß meinen Kindern die Süßigkeiten weg, die ich ihnen nur gebe mit dem Hinweis: Teilt sie euch gut ein und denkt dran, Zucker ist Gift!

Mein Geheimnis **Nr. 2** Hormon-Creme nie an Stellen auftragen, wo sich Cellulite bilden kann, also an den Oberarmen oder an den Innenseiten der Oberschenkel! Ich schmiere mein Östrogen-Gel auf den Puls. Da wird nichts schwabbelig!

Natürlich war es sichtbar, dass ich mich ernährungstechnisch plötzlich auf einem bösen Trip befand. Hinzu kamen noch die Wassereinlagerungen durch die Hormone. Fünf Kilo mehr wirken im Fernsehen wie zehn Kilo mehr, und mir sah man die Gewichtszunahme auch im Gesicht an. Ich habe mich nicht aufspritzen lassen, ich bin einfach dicker geworden. Immerhin nahm ich nicht noch mehr zu, und unterm Strich waren mir die fünf Kilo mehr am Ende tausendmal lieber als die Zustände ohne Hormone und mit weniger Gewicht.

Für mich sind die bioidentischen Hormone ein Segen. Manche Frauen unternehmen aber einfach gar nichts, wenn das Klimakterium über sie hereinbricht. Nach dem Motto: Schließlich sind die Wechseljahre keine Krankheit. Ich kenne Frauen, die sich sagen: Das ist ein natürlicher Vorgang, das halte ich einfach aus. Eine Bekannte erzählte mir einmal, sie habe rund anderthalb Jahre lang jede Nacht unter solchen Hitzewallungen gelitten, dass sie die Bettwäsche wechseln musste. Das habe ich bewundert. Aber ich habe sie auch gefragt: »Warum machst du das?« Ihre Antwort lautete: »Mein Körper glühte, und ich wollte dieses Feuer nicht künstlich löschen. Ich empfand es als reinigenden Prozess, in dem eine Zeit verglüht, auf die eine andere folgt.« Natürlich respektiere ich eine solche Haltung. Für mich persönlich kann ich mir das allerdings nicht vorstellen. Allein der Gedanke, keine Nacht durchzuschlafen, bereitet mir körperliche Schmerzen.

So geht es offenbar der Mehrheit der Frauen. Bei uns in Europa fühlen sich zwischen dreißig und achtzig Prozent aller Frauen in den Wechseljahren so unwohl, dass sie gar nicht anders können, als etwas dagegen zu unternehmen. So geht es vor allem Frauen im Berufsleben. Sie können schlecht von einer Konferenz zur anderen

47

hetzen und jedes Mal mit hochrotem Kopf und schweißgebadet dasitzen.

Stellen Sie sich vor, diese Frauen würden entschuldi-
gend sagen: »Sorry, ich habe Hitzewallungen, weil ich
in den Wechseljahren bin.« So weit sind wir leider noch
nicht. Für schwangere Frauen gibt es in der Arbeitswelt
Regeln und Gesetze. Frauen in den Wechseljahren hingegen stehen noch immer allein da, wenn sie wegen des
Klimakteriums im Job Probleme bekommen. Da wird
dann lieber ein Burnout diagnostiziert als Hormonmangel.

Das gilt natürlich auch für Hausfrauen und Mütter. Was sie leisten, ist kein bisschen weniger anstrengend. Im Gegenteil, im Knochenjob Hausfrau kann man
die Zustände genauso wenig gebrauchen wie in jedem
anderen Beruf auch.

Es ginge vielleicht, wenn es die Wechselminute gäbe,
aber wir sprechen von Jahren, in denen sich in unserem
Körper massiv etwas verändert. Ich wäre wirklich unglücklich geworden, hätte ich nichts gegen meine Beschwerden unternommen. Ohne Hormone habe ich mich
einfach nicht mehr wiedererkannt. Umso dankbarer bin
ich, dass ich für mich den richtigen Weg gefunden habe.
Und das Schöne ist ja, dass wir Frauen heutzutage die
Wahl haben, welche Therapie am besten zu uns und unseren Lebensumständen passt. Eines sollte uns allen
dabei jedoch klar sein. Wenn wir zum Arzt gehen und
ein Blutbild machen lassen, um den Hormonstatus zu
bestimmen, dann ist das immer nur eine Momentauf-
nahme. »Wenn es um Hormone geht, muss der Arzt wie

ein Kriminalinspektor sein und der Patientin ganz viele Fragen stellen«, so Professor Huber. »Jede Frau in der Menopause ist ein Kriminalfall.«

Und da man als Frau doch irgendwie mitreden sollte, wenn man schon zum Kriminalfall wird, dreht sich im folgenden Kapitel alles um die Hormone.

KAPITEL 3
HORMONE – WAS JEDE FRAU ÜBER SIE WISSEN MUSS

Hormone beeinflussen unser gesamtes Leben. Sie bestimmen mit darüber, ob wir glücklich sind, fruchtbar, gestresst, dick, dünn, jugendlich, sexy, lustlos, müde, hungrig, durchsetzungsfähig und so weiter. Hormone sind die »unsichtbaren Regisseure unseres Lebens«. Sie machen die Frau zur Frau, den Mann zum Mann. Es gibt nichts in unserem Körper, inklusive unserer Stimmungen, das nicht von Hormonen beeinflusst wird. Inzwischen geht die Forschung davon aus, dass es mindestens eintausend dieser Wunderstoffe gibt, aber es wurden erst rund hundert von ihnen identifiziert. Ich hoffe, ich erlebe noch den Zeitpunkt, an dem man alles über Hormone weiß, denn ich finde sie einfach faszinierend. Ein solches Wissen wird die Medizin revolutionieren und viele Krankheiten eliminieren, davon bin ich überzeugt. Bis dahin müssen wir uns mit dem begnügen, was heute als gesichertes Wissen über Hormone gilt.

Ich berichte in diesem Kapitel natürlich in erster Linie über die Hormone, deren Mangel uns Frauen in den Wechseljahren so zu schaffen macht. Heutzutage muss eine Frau nicht mehr darunter leiden, wenn sie einen Arzt hat, der sich mit der Hormonersatztherapie (HET) auskennt und – ganz wichtig – nur bioidentische Hormone verschreibt.

Aber viele Frauen haben nach wie vor Angst vor Hormonen. Das liegt möglicherweise auch an einer US-Studie mit Hormonen, die 2002 abgebrochen wurde, weil die Studienteilnehmerinnen bedenkliche Nebenwirkungen hatten. Der Hintergrund: Die sogenannte Women's Health Initiative (WHI) hatte 1992 mehr als 16.000 Frauen in eine Studie aufgenommen, um herauszufinden, ob man durch Hormone die Blutgefäße schützen kann. Die Studie wurde nicht weitergeführt, weil die Ärzte feststellten, dass ihre Teilnehmerinnen häufiger an Brustkrebs, Thrombosen, Herzinfarkten und Schlaganfällen erkrankten als die Kontrollgruppe, die keine Hormone bekam. Diese Meldung und der Abbruch der Studie erzeugten damals bei Millionen Frauen auf der ganzen Welt Unsicherheit bis hin zu Panik vor Hormonen. Ich erinnere mich noch gut an die Meldungen und dachte damals: Das Zeug nehme ich nie im Leben!

Allerdings ging in der Berichterstattung über die verheerende Studie völlig unter, was genau eigentlich passiert war. Frauen mit Wechseljahrsbeschwerden im Alter zwischen fünfundvierzig und Mitte fünfzig waren von der Studie ausgeschlossen. Stattdessen wählte man Frauen aus, die längst durch waren mit dem Klimakterium. Viele von ihnen hatten nicht einmal mehr Wechseljahrsbeschwerden. Das Durchschnittsalter der Teilnehmerinnen lag bei dreiundsechzig, die älteste war bereits neunundsiebzig. Viele der Frauen hatten außerdem Vorerkrankungen im Herz-Kreislauf-System, sie gehörten Risikogruppen an, weil sie Bluthochdruck und/oder erhöhte Blutfettwerte hatten. Viele waren übergewichtig, viele waren Raucherinnen. Und – ganz wichtig: Diese Frauen bekamen ein Hormonpräparat aus künstlichen, also synthetischen Gestagenen und Östrogenen (Prempro heißt das Mittel in den USA, in Deutschland als Climopax bekannt). Gewonnen wurde das Östrogen in dem Medikament aus dem Urin von Stuten, die zu dem Zweck immer wieder aufs Neue geschwängert wurden. Die Prozedur muss für die armen Tiere eine furchtbare Qual gewesen sein. Ihr ganzes Leben lang wurden sie bei knapper Wasserzufuhr gehalten, weil dadurch der Urin konzentrierter war, dazu hatten sie immer einen Katheter in der Blase. Das, was man den Tieren dafür angetan hat, ist nicht zu ertragen. Und Frauen Hormone von Pferden zu geben ist aus heutiger Sicht eigentlich auch kompletter Wahnsinn. Das hat man halbwegs eingesehen, und deshalb sind die meisten dieser Medikamente bei uns vom Markt genommen worden. Presomen aber gibt es immer noch.

Diese Mittel haben dafür gesorgt, dass die Hormonersatztherapie bis heute bei vielen Frauen einen verheerenden Ruf hat. In der Studie hatten nämlich nicht nur ganz bestimmte Medikamente schlecht abgeschnitten, hier ging es um eine gesamte Therapieform! Östrogen hatte bis dahin als Wundermittel gegen alles Mögliche gegolten und stand auf einmal als Therapie da, die tödlich sein könnte.

»Hormone nehme ich nicht, davon kriegt man Brustkrebs und Herzinfarkte!« Das sagen nach wie vor viele Frauen und quälen sich lieber, statt fehlende Hormone mit den heutigen modernen Medikamenten zu ersetzen. Dass die heutigen Hormonpräparate komplett anders sind, ist nur den wenigsten Frauen bekannt.

Etliche Autoren der Studie entschuldigten sich 2016 regelrecht für all das, was sie falsch gemacht hatten, vor allem aber auch deshalb, weil sie Frauen bis in die Gegenwart hinein hinsichtlich der Hormonersatztherapie verunsichert haben. Die Autoren betonten in einer Presseerklärung, ihre Studie sei falsch interpretiert worden und eine Hormonersatztherapie helfe mehr, als dass sie schade. Der Meinung haben sich auch die Deutsche Gesellschaft für Gynäkologie und Geburtshilfe, der Berufsverband der Frauenärzte, die Deutsche Menopause Gesellschaft und viele andere Organisationen angeschlossen. Aber diese Meldung hat natürlich keine derart hohen Wellen geschlagen wie die Tatsache, dass eine Studie abgebrochen wurde.

Als ich Professor Johannes Huber aus Wien fragte, was es denn mit den Hormonen wirklich auf sich habe, sagte er: »Heutzutage müssen Frauen in den Wechseljahren nicht mehr leiden und auch keine Angst mehr haben vor Hormonen. Sie haben eine große Auswahl sowohl an pflanzlichen wie auch an körpereigenen Hormonen zur Verfügung. Allerdings muss bei jeder Frau ganz individuell geschaut werden, was ihr fehlt und was für sie die beste Therapie ist.«

Und genau das ist das Problem. Für Frauen, die unter den Wechseljahren leiden, sind nicht nur die Beschwerden schlimm. Es ist auch enorm schwierig zu entscheiden, welche Therapie denn nun für sie infrage kommt. Jeder erzählt uns etwas anderes, und dann bezichtigen die Vertreter der verschiedenen Fachrichtungen sich auch noch jeweils der Geldmacherei. Die meisten Frauen, mit denen ich gesprochen habe, nehmen dann am Ende irgendetwas, aber sie wissen nicht wirklich, worum es sich dabei im Einzelnen handelt. Ich hoffe, dass ich in diesem Kapitel ein wenig Licht ins Hormon-Dunkel bringen kann. Am Ende aber müssen Sie sich natürlich von einem Arzt Ihres Vertrauens beraten lassen und sich ganz allein für eine Therapie entscheiden. Ich kann und will mir nicht anmaßen, eine bestimmte Therapie zu empfehlen. Ich erzähle Ihnen aber, was ich nach langer Recherche und mit der großen Unterstützung von Professor Johannes Huber als das Beste für mich selbst entdeckt habe.

DIE WICHTIGSTEN HORMONE FÜR UNS FRAUEN

ÖSTROGEN

Es gilt als das weibliche Hormon schlechthin, dabei handelt es sich in Wirklichkeit um eine Östrogen-Gruppe mit mehr als dreißig Mitgliedern, die vor allem in den Eierstöcken gebildet werden. Die drei wichtigsten heißen Östradiol (E2) (in Packungsbeilagen oft als Estradiol bezeichnet), Östron (E1) und Östriol (E3). Diese Hormongruppe ist diejenige mit der wohl größten Power in unserem Körper. Vom Östradiol werden die größten Mengen gebildet, es ist das wirksamste Östrogen in den fruchtbaren Jahren. In den Wechseljahren fehlt es, doch wir können es unserem Körper mithilfe von entsprechenden Gels, Tabletten und Pflastern wieder zuführen. Auch das Östriol, das »Schleimhaut-Östrogen« genannt, hat eine Bedeutung für uns Frauen über fünfzig. Es ist für die Feuchtigkeit und Gesundheit aller Schleimhäute im Körper und für die gesunde Funktion der Blase verantwortlich. Viele Frauen leiden in den Wechseljahren an einer Blasenschwäche. Da können Vaginalcremes mit Östriol sehr gut helfen.

Fehlen uns die Östrogene, kommt es zu typischen Wechseljahrsbeschwerden wie Hitzewallungen, Gewichtszunahme, Schlafstörungen, Blasenproblemen und vielem mehr. Übrigens produzieren auch Männer Östrogen, so wie wir Frauen auch das Männer-Hormon Testosteron im Blut haben. Männer haben heutzutage allerdings mehr Östrogen denn je. Schuld ist die zunehmende Verschmutzung des Trinkwassers. Frauen, die die Pille nehmen, scheiden sechzig Prozent Östrogen mit dem Urin aus, und das kann in Kläranlagen nicht gut abgebaut werden. Auch Plastikflaschen stehen im Verdacht, hormonähnliche Substanzen abzugeben. Grenzwerte gibt es noch keine. Fest steht aber, dass die Spermienzahl bei Männern im Laufe der Jahre dramatisch gesunken ist. Ob das auf die Östrogene im Trinkwasser zurückzuführen ist, konnte noch nicht bewiesen werden.

Was laut Professor Johannes Huber keiner so richtig hören will: Auch im Bier sind Östrogene. Frauen, die Hopfen ernten, bekommen zum Beispiel häufiger Blutungen, wenn sie keine Handschuhe tragen. Und Bierbrauer laufen Gefahr, Männerbrüste zu entwickeln, wenn sie in ihrem Job keine Handschuhe tragen. Denken Sie mal weiter, was mit Männern passiert, die viel Bier trinken. Wie bei so vielem macht auch hier nur die Dosis das Gift.

PROGESTERON

Progesteron wird auch Gelbkörperhormon oder körpereigenes Gestagen genannt und ist ebenfalls ein ganz starker Botenstoff. Das sieht man schon allein an den vielen Unterbezeichnungen, die man ihm gegeben hat: Schwangerschaftshormon, Wohlfühlhormon, Valium der Frauen und vieles mehr.

Progesteron ist der Gegenspieler des Östrogens. Es wandelt die durch das Östrogen vorbereitete Gebärmutterschleimhaut in der zweiten Zyklushälfte so um, dass sich ein Ei einnisten kann. Kommt es nicht zu einer Schwangerschaft, fällt der Progesteron-Spiegel ab, und die Monatsblutung setzt ein.

Progesteron ist auch ein Hormon, dessen Produktion bereits ab Mitte dreißig bei vielen Frauen abfällt. In dem Alter denkt natürlich noch keiner an Wechseljahrsprobleme. Aber der Mangel an Progesteron kann zu dramatischen seelischen Turbulenzen führen. Professor Huber bezeichnet Progesteron auch als das »Psychopharmakon des weiblichen Körpers«. Noch bevor die meisten Frauen auch nur eine Ahnung von den Wechseljahren haben, weil sie noch ihre Monatsblutung bekommen, kann das Progesteron bereits im Keller sein. Professor Huber ist davon überzeugt, dass viele Frauen um die fünfzig herum eigentlich Progesteron und nicht Psychopharmaka brauchen. Die Verschreibungsrate von Antidepressiva steigt laut ihm in dieser Altersgruppe nämlich rapide an. Die Frauen verstehen nicht, warum sie plötzlich aus heiterem Himmel depressiv werden, besonders wenn ihr Leben nach außen hin perfekt ist. Dann gehen viele leider nicht zum Frauenarzt, sondern zum Psychologen oder Scheidungsanwalt. Professor Huber: »Ein Progesteron-Mangel kann durchaus der Grund für das Scheitern von Ehen sein.«

TESTOSTERON

Sie lesen richtig! Das Männer-Hormon Testosteron hat viel mit den Wechseljahren der Frauen zu tun. So wie Männer auch Östrogen im Blut haben (siehe oben), haben wir Frauen auch Testosteron intus. Allerdings fließt in unserem Blut nur etwa ein Zehntel des Testosteron-Wertes von Männern. Doch dieses Zehntel brauchen wir. Zum Beispiel, um Spaß am Sex zu haben. Wenn es nicht zu gefährlich wäre, könnte man auf die Idee kommen, Frauen, die darauf keine Lust mehr haben, mal ein bisschen mit Testosteron-Creme experimentieren zu lassen. Die Nebenwirkungen aber sind Haare, wo wir Frauen keine wollen (im Gesicht und an der Brust), Akne und eine tiefe Stimme. Ist es das wert? Wie wir alle wissen, kann guter Sex im Prinzip aber nur in guten Beziehungen stattfinden. Und wenn da etwas nicht stimmt, hilft auch kein Testosteron ...

Anders sieht es möglicherweise aus, wenn Sie dauernd müde sind, erschöpft, keine Power mehr haben, zunehmen. Das alles kann unter Umständen daran liegen, dass Ihnen Testosteron fehlt. Dieses Hormon gibt nicht nur Männern den entsprechenden Drive – auch uns Frauen.

Allerdings muss immer ein Bluttest für Klarheit sorgen – Hormone auf eigene Faust zu nehmen kann massive negative Auswirkungen für die Gesundheit haben.

DHEA

Weil der Name Dehydroepiandrosteron so unaussprechlich ist, wird es DHEA abgekürzt. DHEA ist ein Vorhormon, also eine Hormon-Vorstufe, und gilt seit Jahren als *die* Substanz gegen das Altern. In den Neunzigern haben sich viele frei verkäufliches DHEA aus den USA mitgebracht und wahllos in sich hineingestopft. Wahnsinn! Auch für DHEA gilt: Nur ersetzen, wenn es wirklich fehlt.

Wenn man davon ausgeht, dass die Hormone in unserem Körper so harmonisch wie die Noten in einem Lied abgestimmt sein sollten, dann ist es komplett sinnlos, nur DHEA zu schlucken. Ein Hormon baut auf das andere auf, und das gilt insbesondere bei dem Vorhormon DHEA. Wenn Sie viel Sport machen, lässt DHEA mehr Testosteron entstehen und macht Sie fit. Wenn Sie Alkohol trinken, wird DHEA in Östrogen umgewandelt, das sich dann im Gewebe festsetzt und den Fettaufbau begünstigt. Wenn es Ihnen allerdings fehlt und dann richtig eingenommen wird, fördert es die Wachheit, gibt Energie, schützt das Herz, unterstützt den Muskelaufbau und erhöht die Stresstoleranz.

VITAMIN D

Vitamin D ist streng genommen gar kein Vitamin, sondern ein Hormon. Als es im Jahre 1919 entdeckt wurde, steckte die Erforschung der Hormone noch in den Kinderschuhen. Im Prinzip ist Vitamin D eine Vorstufe, die den Aufbau vieler anderer Hormone steuert. Vitamin D wird auch »Sonnenhormon« genannt.

Seit Jahren wird uns eingetrichtert, dass wir bloß nicht ohne Lichtschutzfaktor-Creme in die Sonne gehen sollen. Richtig! Man riskiert sonst Hautkrebs und vorzeitige Hautalterung. Seitdem haben allerdings ungefähr fünfzig Prozent der Menschen einen Vitamin-D-Mangel! Dabei ist Vitamin D sehr wichtig für eine ganze Reihe von Prozessen in unserem Körper. Zuallererst für den Knochenaufbau! Wenn Sie zu wenig Vitamin D im Blut haben, können die Knochen das wichtige Kalzium aus der Nahrung oder aus Kalziumtabletten nicht verwerten. Besonders für uns Frauen ist das von großer Bedeutung, damit wir keine Osteoporose bekommen. Aber

Vitamin D ist ein Multitalent und für noch viel mehr zuständig: Leistungsfähigkeit, Bildung von Sexualhormonen, Immunsystem, Psyche, Wachheit, um nur einige Gebiete zu nennen.

Experten raten, sich täglich mindestens zehn Minuten im Sonnenlicht aufzuhalten, um den Vitamin-D-Spiegel zu fördern. Aber leider reicht das nur noch bei den wenigsten Menschen aus. Professor Huber empfiehlt Frauen »ab dem gewissen Alter« dringend, ihren Vitamin-D-Spiegel im Blut kontrollieren zu lassen. Denn auch wenn sie Vitamin D einnehmen, kommt das manchmal gar nicht in den Zellen an. Dann muss man eventuell die Dosis erhöhen.

Ich zum Beispiel gehe mindestens zwei Mal pro Woche eine Stunde draußen laufen und habe ohne Vitamin-D-Tabletten trotzdem nie einen ausreichend hohen Spiegel. Und wenn ich mal mit der Tabletteneinnahme schludere, merke ich ganz schnell, dass ich mich schlapp und müde fühle.

MELATONIN

Dieses Hormon wird auch das »Schlafhormon« genannt. Es erfüllt übrigens bei Männern wie bei Frauen die gleiche Funktion: Es steuert den biologischen Rhythmus. Wie dieser durcheinanderkommen kann, erleben viele, wenn sie durch die Zeitzonen fliegen und dann den berühmt-berüchtigten Jetlag haben. Nach einer Reise in die USA sitzen sie zum Beispiel morgens um halb vier hellwach im Bett, sind aber am Nachmittag so groggy, dass sie sich kaum noch auf den Beinen halten können. Das liegt daran, dass die Zirbeldrüse ihre Melatoninausschüttung dem alten Tag/Nacht-Rhythmus anpasst. Um den Jetlag besser zu verkraften, nehmen etliche Vielflieger, Piloten und Flugbegleiter Melatonin.

Die Melatoninproduktion nimmt aber mit zunehmendem Alter ab. Ich sag nur: Schlafstörungen in den Wechseljahren. Daran ist nicht allein der Östrogenmangel schuld. Sie können Ihre Melatoninausschüttung auf natürliche Weise selbst anregen, indem Sie für absolute Dunkelheit in Ihrem Schlafzimmer sorgen. Jeder noch so kleine Lichteinfluss vermindert nämlich die körpereigene Melatoninproduktion. Vor dem Schlafengehen das Handy und Tablet zu benutzen gilt ebenfalls als großer Melatoninstörfaktor wegen des Lichteinfalls. Ich weiß, auch das will kaum jemand hören. Ist aber so, und wenn wir mal ehrlich sind, merken wir das ja auch, oder?

Kleiner Geheimtipp von mir: Es gibt Apotheken, die auf Rezept Melatonintropfen herstellen. Die nehme ich hin und wieder, wenn ich darauf angewiesen bin, wirklich gut zu schlafen. Ein einziger Tropfen mit einem Schluck Wasser reicht schon, und ich schlafe dann wie ein Baby. Mache ich aber wirklich nur ganz selten.

CORTISOL

Dieses Nebennierenrindenhormon gehört zu den klassischen Stresshormonen und bringt das gesamte Herz-Kreislauf-System auf Hochtouren. Der Wechseljahrsstress lässt das Cortisol bei vielen Frauen ansteigen. Dann klettert zuerst das Adrenalin in ihrem Blut in die Höhe, und wenn das wieder runtergeht, steigt das Cortisol. Das lässt unter anderem den Blutzucker ansteigen und macht Heißhunger auf Süßigkeiten, ähnlich wie das Insulin.

Haarausfall und Konzentrationsschwierigkeiten können auch eine Folge von erhöhter Cortisolausschüttung sein. Ganz fies gerade in den Wechseljahren: Der hohe Cortisolspiegel lässt uns immer dicker werden, egal wie wenig wir essen.

Mein Tipp, wenn Sie Probleme dieser Art haben: Lassen Sie den Arzt Ihren Cortisolspiegel im Speichel messen. Wenn der zu hoch ist, kann es schon helfen, wenn Sie am Abend Magnesium und Progesteron nehmen.

Und auch dabei hilft: Handy abends auf den Night-Shift-Modus stellen. Der filtert das schädliche blaue Licht heraus.

***

Wenn wir mit Wechseljahrsbeschwerden zu kämpfen haben, werden in erster Linie Östrogen und Progesteron ersetzt. Genau das hat man auch für die fatale WHI-Studie getan. Aber mit künstlichen Hormonen. Eigentlich dürfte man diese Mittel gar nicht Hormone nennen, weil sie keine sind. Es sind vielmehr Mittel mit hormonähnlicher Wirkung.

Synthetisches, also künstliches Gestagen (der Wirkstoff Medroxyprogesteronacetat) geriet in der WHI-

Studie in den Ruf, Brustkrebs zu erzeugen, und erschien fast noch schlimmer als das Stuten-Östrogen.

Professor Huber dazu: »Unter Gestagenen wird eine Stoffgruppe zusammengefasst, die eines gemeinsam hat: Sie kann die Gebärmutter auf die Menstruation oder Schwangerschaft vorbereiten. Reines Progesteron, das auch zu den Gestagenen gehört, hat noch weitere Wirkungen auf den Körper. Es wirkt zum Beispiel stimmungsaufhellend, und es schützt die Gebärmutter vor Krebs. Das brauchen Frauen auch in den Wechseljahren. Um den Zyklus regelmäßig zu halten, wie es für die Pille benötigt wird, kann man kein reines Progesteron verwenden. Dafür ist es zu schwach. Deshalb ist auch in jeder Anti-Baby-Pille synthetisches Gestagen enthalten.«

In der besagten WHI-Studie gab man einer Gruppe der Frauen, die keine Gebärmutter mehr hatten, nur das Stuten-Östrogen ohne das synthetische Gestagen. Diese Frauen hatten kein erhöhtes Brustkrebsrisiko.

Aus diesem Grund war schnell klar, dass vor allem die Kombination des Stuten-Östrogens mit dem synthetischen Gestagen hohe Risiken für Frauen bedeutet.

Da ich und wahrscheinlich auch Sie keine Pharmakologen sind, wissen wir natürlich nicht, was denn drin ist in den Mitteln, die uns der Arzt verschreibt. Aus diesem Grund hat Dr. Christiane Northrup eine Liste mit den wichtigsten Hormonmitteln zusammengestellt. Sie ist nicht vollständig, bietet Ihnen aber einen Überblick über die gängigsten Medikamente gegen Wechseljahrsbeschwerden.

Medikament	Art der Anwendung	Östrogen	Progesteron	Bioidentisches oder synthetisches Hormon
Ovestin, Oekolp	Vaginalcreme	Estropipat	kein	synthetisch
Estring	Vaginalring	Estradiol	kein	bioidentisch
Estramon, Estradot, Dermestril	Pflaster	Estradiol	kein	bioidentisch
Estrogel, Estreva	Hautgel	Estradiol	kein	bioidentisch
Depo Provera	innerliche Einnahme	kein	Medroxyprogesteronacetat	synthetisch
Depo-Clinovir	innerliche Einnahme	kein	Medroxyprogesteronacetat	synthetisch
Utrogest	innerliche Einnahme	kein	Mikroprogesteron	bioidentisch
Crinone, Prometrium	Vaginalgel	kein	Progesteron	synthetisch
Presomen	innerliche Einnahme	konjugiertes Pferde-Östrogen	Medroxyprogesteronacetat	synthetisch
Cilest, Pramino	innerliche Einnahme	17-Beta-Estradiol	Norgestimat	bioidentisches Östrogen, synthetisches Progesteron
Dermestril, Estradiol u. a.	Hautpflaster	Estradiol	Norethindronacetat	bioidentisches Östrogen, synthetisches Progesteron
Angeliq	innerliche Einnahme	Estradiol	Drospirenon	bioidentisches Östrogen, synthetisches Progesteron

Aus: Dr. Christiane Northrup, Weisheit der Wechseljahre. ZS Verlag 2016, S. 195–196.

Anti-Baby-Pillen habe ich in der Tabelle nicht aufgelistet, aber es ist immer das synthetische Gestagen enthalten, um den Eisprung zu verhindern und den Zyklus zu regeln. Es gibt nur eine Pille, die bioidentisches Östrogen hat. Ähnlich ist es bei den Hormonspiralen. Das hat mich regelrecht entsetzt, denn ich habe in meinen Zwanzigern ebenfalls die Pille genommen, ohne zu wissen, worum genau es sich bei den Hormonen handelte.

Wer sicher und einfach verhüten will, muss dann wohl damit leben. Manchmal tut Unwissenheit auch gut. Ich bin mir nicht sicher, ob ich die Pille genommen hätte, wenn ich über mein heutiges Wissen verfügt hätte. Interessanterweise hatte ich aber auch als junge Frau schon ein mulmiges Gefühl gegenüber der Pille und habe sie nur fünf Jahre lang genommen. In erster Linie verdanke ich das einem Hörsturz. Den ersten hatte ich mit fünfundzwanzig, und damals riet man mir, entweder mit dem Rauchen aufzuhören oder die Pille abzusetzen, um meine Gefäße nicht noch mehr zu schädigen. Ich entschied mich dafür, die Pille abzusetzen, und habe mit Unterbrechungen weitergeraucht bis zu meinem vierzigsten Lebensjahr. Ich weiß nicht, ob die Pille nicht das geringere Übel gewesen wäre. Aber das Rauchen habe ich vor 2006 auch ganz und gar aufgegeben.

BIOIDENTISCHE HORMONE

Heutzutage lautet das Zauberwort in der Hormonersatztherapie bioidentische Hormone. Wie Sie bereits aus Kapitel 2 wissen, nehme ich mit sehr gutem Gewissen bioidentisches Östrogen und bioidentisches Progesteron und habe dadurch die Wechseljahrbeschwerden hinter mir gelassen.

Und auch wie schon in Kapitel 2 erklärt, entsprechen bioidentische Hormone vollkommen denen, die unser Körper selbst produziert. Sie wurden inzwischen in vielen Studien untersucht. Und es hat sich immer herausgestellt, dass sie weder das Risiko für Brustkrebs noch für Gebärmutterkrebs erhöhen. Im Gegenteil: In einer großen Studie aus Frankreich mit mehr 80.000 postmenopausalen Frauen wurde nachgewiesen, dass bioidentisches Progesteron kein Krebsrisiko darstellt.

Dennoch kann auch diese bioidentischen Mittel nicht jede Frau bedenkenlos nehmen. Wer Brustkrebs in der Familie hatte oder selbst betroffen ist, gehört zur Risikogruppe, genau wie bei Venenleiden und Herz-Kreislauf-Erkrankungen.

Grundsätzlich wird bei einer Hormonersatztherapie immer folgendermaßen verfahren: Sie bekommen Östrogen als Gel, Pflaster oder Tabletten, und Frauen, die noch eine Gebärmutter haben, brauchen zusätzlich Progesteron, um dieses Organ vor Krebs zu schützen.

Eine meiner Freundinnen bekam von ihrem Arzt jahrelang nur das Östrogen-Gel verschrieben. Als ich das merkte, weil sie bei mir übernachtete, fiel ich aus allen Wolken. Sie wechselte sofort den Arzt, als ich ihr den Zusammenhang erklärte. Ihre neue Ärztin war der Meinung, es sei unverantwortlich, dass ihr Gynäkologe ihr kein Progesteron verordnet habe. Sie meinte auch, meine Freundin solle mir Blumen schenken für den Tipp. Hat sie gemacht, und ich habe mich sehr darüber gefreut. An diesem Beispiel sehen Sie, wie wichtig es ist, dass Sie sich auskennen bei dem Thema Hormone und die richtigen Fragen stellen können.

Bei der Therapie mit den Hormonen ist ansonsten noch etwas ganz wichtig:

So viel wie nötig und so wenig wie möglich, lautet die Devise.

WARUM SIE EINEN SHERLOCK HOLMES ALS ARZT BRAUCHEN

Jetzt wissen Sie hoffentlich ein bisschen besser Bescheid, was Ihnen in den Wechseljahren weiterhelfen kann. Aber es gibt natürlich noch tausend weitere Fragen. Gel, Pflaster, Tabletten – was soll man denn jetzt nehmen, wenn man sich für eine Hormonersatztherapie entschieden hat?

Diese Frage hatte ich natürlich auch und stellte sie Professor Huber. Die Antwort ist mal wieder kompliziert: Wenn Sie keine Leberprobleme haben, können Sie Tabletten nehmen. Sollte Ihre Leber aber angegriffen sein – was bei vielen Menschen der Fall ist –, dann sollte man sie nicht zusätzlich mit den Hormonpillen belasten. Wirkstoffe, die Sie oral, also durch den Mund, aufnehmen, müssen erst vom Darm resorbiert und dann zur Leber transportiert werden. Dort müssen sie verarbeitet werden, bevor sie in den Blutstrom gelangen. Und dafür muss die Leber immer mehr Blutgerinnungsfaktoren produzieren. Das erklärt, warum oral aufgenommenes Östrogen das Risiko für Schlaganfälle, Herzinfarkte und Thrombosen erhöht. Deshalb sollten Sie besser ein Gel oder ein Pflaster verwenden, wenn Sie Leberprobleme haben.

Haben Sie wiederum einen hohen Cholesterinspiegel, dann sollten Sie die Hormone nicht über die Haut aufnehmen, sondern in Tablettenform. Oral aufgenommenes Östrogen ist in dem Fall wiederum gut für die Leber. Es setzt nämlich dort Wirkstoffe frei, die das Cholesterin senken. Sollte Ihr Arzt von allein auf die Idee kommen, beim großen Hormonblutbild auch die Leberwerte und den Cholesterinwert zu testen, und daraus die richtigen Schlüsse ziehen, dann herzlichen Glückwunsch! Die Chancen, dass Sie beim richtigen Arzt gelandet sind, haben sich damit erhöht. Die meisten Ärzte stellen diese Fragen aber leider nicht. Das habe ich gerade auch wieder bei einer Freundin erlebt. Sie hat Leberprobleme, nimmt aber Hormontabletten, und es geht ihr immer schlechter.

Mein halber Freundeskreis besteht aus Ärzten, deshalb bin ich wirklich weit davon entfernt, Leute dieser Berufsgruppe schlechtmachen zu wollen. Aber ich habe selten so viele Horrorgeschichten gehört wie beim Thema Hormonersatztherapie.

Hormone sind keine Smarties – wer sie verschreibt, sollte sich auskennen. Nur wenn Sie selbst ausreichend informiert sind, können Sie Ihrem Arzt die richtigen Fragen stellen.

Wenn Frauen nicht an einen Sherlock-Holmes-Arzt geraten, kann ihnen eine oft völlig unsinnige Krankenkarriere bevorstehen. Viele Frauen in den Wechseljahren landen zum Beispiel wegen Herzrasen und Herzrhythmusstörungen beim Kardiologen. »EKG, Langzeit-EKG, Herzkatheter – einige Frauen finden sich plötzlich in einem regelrechten Diagnose-Marathon wieder. In Wirklichkeit aber fehlt ihnen nur Östrogen«, so Professor Huber.

Mein Geheimnis **Nr. 3**

Bei Gelenkbeschwerden Östrogen-Gel auf die betreffenden Stellen schmieren. Wirkt wie ein Schmerzmittel und macht Gelenke wieder geschmeidig! So habe ich auch meinen angeblichen Tennisarm geheilt.

»Oder ein anderes Beispiel, Frauen mit Gelenkschmerzen landen plötzlich beim Rheumatologen, bekommen schwere Rheumamittel, Cortison und alles mögliche andere. Wenn das alles nicht hilft, werden viele Frauen schon als halb verrückt erklärt. Dabei würde es bei etlichen helfen, wenn sie Östradiol-Salbe auf die schmerzenden Gelenke schmieren würden. Bei vielen sind die Beschwerden nach drei Tagen verschwunden.«

Ich kann das nur bestätigen. Beim Gewichtestemmen tun mir hin und wieder die Ellbogen weh. Ich habe mein normales Östrogen-Gel jetzt ein paar Mal auf die Ellbogen geschmiert, und Bingo, die Schmerzen sind weg! Apropos: Östrogen- bzw. Östradiol-Gel. Ich habe das Gel eine Zeit lang wie empfohlen auf die Innenseite meiner Oberarme geschmiert. Und war verzweifelt. Ich habe durchaus einen ansehnlichen Bizeps, aber die Haut wurde dort, wo ich das Gel aufgetragen hatte, richtig runzlig. Seitdem schmiere ich es auf die Innenseite der Handgelenke (siehe Kapitel 2). Professor Huber hat mich darin bestätigt und sagt: »Hormon-Gels nicht dorthin schmieren, wo man Cellulite bekommen kann!«

Danke für den Tipp! Den habe ich schon weitergegeben an eine Freundin, die das Gel immer auf der Innenseite ihrer Oberschenkel verteilte und feststellte, dass diese immer schwabbeliger wurden.

WIE LANGE SOLLEN WIR DENN HORMONE NEHMEN?

Das ist eine ganz wichtige Frage. Die Antwort der Experten lautet: So kurz wie möglich, aber so lange wie nötig.

»Ich empfehle von Zeit zu Zeit Hormon-Holidays, wie die Amerikaner es nennen. Also Ferien von den Hormonen«, so Professor Huber. »Schauen Sie nach einem Jahr Therapie doch mal für zwei bis drei Wochen, wie es Ihnen ohne Hormone geht. Wenn es Ihnen dann wieder genauso gut wie mit Hormonen geht, brauchen Sie keine mehr. Wenn die Symptome zurückkehren, fangen Sie einfach wieder an!«

Professor Huber hat auch Patientinnen über achtzig Jahre, die noch immer ihre bioidentischen Hormone nehmen und sich bestens fühlen. Beim Thema Hormone muss jede Frau ihren eigenen Weg finden. Wenn Sie sich mit bioidentischen Hormonen gut fühlen und keine gesundheitlichen Risiken haben, warum damit aufhören?

Mehrere Studien haben auch gezeigt, dass bioidentische Hormone gut für das Herz-Kreislauf-System sind, möglicherweise vor Parkinson und Alzheimer schützen und jung halten. Gegen Osteoporose sollen sie ebenfalls gut sein. Womit wir bei einem weiteren wichtigen Thema wären.

OSTEOPOROSE

Man weiß heute, dass der Knochenschwund auch weitervererbt werden kann. Dennoch gibt es jede Menge beeinflussbare Faktoren, sodass wir es zu einem großen Teil in der Hand haben, ob wir daran erkranken oder nicht. Übrigens: Männer kriegen keine Osteoporose. Auf die und Cellulite haben nur wir Frauen ein Abo.

Meine Mutter hat Osteoporose. Sie gehört noch zu der Generation Frauen, denen man vor knapp fünfzig Jahren sehr schnell die Gebärmutter entfernte. Chirurgen mussten damals angeblich eine entsprechende Anzahl dieser Eingriffe vorweisen, um ihren Facharzt-Titel zu bekommen. Da hat man dann anscheinend nicht lange gefackelt, und zack, wurde den Frauen dieses so wichtige Organ samt Eierstöcken entfernt. Das war auch so bei meinen Tanten und bei den Freundinnen meiner Mutter. Totaloperation nannte man das. Es ist wirklich traurig, was man den Frauen dadurch angetan hat. Meine Mutter kam dadurch mit Mitte dreißig in die Wechseljahre. Von Hormonen hatte damals noch niemand eine wirkliche Ahnung. Hitzewallungen, Depressionen, Schlaflosigkeit – da mussten die Frauen durch. Weil aber auch die Eierstöcke fehlten, produzierte der Körper so gut wie keine eigenen weiblichen Hormone mehr. Auch nicht das für die Knochen so wichtige Östrogen und Progesteron. Heute sind die Knochen meiner fünfundachtzigjährigen Mutter sehr brüchig. Das führt zu enormen Schmerzen am ganzen Körper.

Jetzt sollte man doch meinen, dass die Messung der Knochendichte in der heutigen Zeit eine Selbstverständlichkeit sein sollte. Ist sie nicht, kann ich Ihnen nur sagen. Ich bin seit drei Jahren wegen Wechseljahrsbeschwerden in Behandlung. Nicht ein einziger Arzt hat mich in der Zeit zur Knochendichte-Messung geschickt! Das habe ich selbst veranlasst und zum Glück erfahren, dass ich schon alles richtig mache, weil ich Östrogen und Vitamin D nehme und viel Sport betreibe.

Ganz wichtig gegen Osteoporose: Ausdauertraining allein bringt nichts (siehe Kapitel 5). Kraftsport ist ganz wichtig, um die wichtige Silicium-Produktion in den Knochen anzukurbeln und diese möglichst stark zu halten.

Tun Sie sich den Gefallen und lassen Sie spätestens

ab fünfzig Ihre Knochendichte messen. Osteoporose macht am Anfang keine Beschwerden! Ob Sie mit siebzig Knochenschwund haben oder nicht, entscheiden Sie Jahrzehnte vorher. Die Untersuchung ist einfach, dauert nur ein paar Minuten und wird von den Krankenkassen bezahlt.

VERHÜTUNG IN DEN WECHSELJAHREN

Meine Freundinnen sind nicht nur wichtige Menschen in meinem Leben, sie sind auch wertvolle Beispielgeberinnen für dieses Buch. Eine von ihnen saß neulich tobend bei mir in der Küche und regte sich über Gott und die Welt auf. Und schwitzte. Ich bin ja jetzt nun mal mitten im Thema und fragte sie natürlich: »Sag mal, kann es sein, dass du in den Wechseljahren bist?«

»Mein Arzt sagt Nein und hat mir erst gestern wieder ein neues Rezept für die Pille ausgestellt«, so die Antwort meiner für mich offensichtlich klimakterischen Freundin.

Ich habe Ihnen viel über die sanfte Therapie mit bioidentischen Hormonen erzählt und auch, dass die Hormone in der Pille nicht bioidentisch sind. Hormonexperten, die ich zum Thema »Pille mit über fünfzig« befragt habe, lehnen sie komplett ab, schon allein wegen des Thromboserisikos. Professor Huber meint: »Bei Dreißigjährigen ist das Risiko noch tolerabel, bei über Fünfzigjährigen gefährlich!«

Fest steht auch, dass die Pille die Menopause nicht hinauszögert. Allerdings wissen Frauen, die die Pille nehmen, ja nicht, wann sie ihre letzte natürliche Regelblutung hatten. Die Blutung unter Pilleneinnahme hat nichts mit einer normalen Menstruation zu tun.

Aber natürlich können Frauen in dem Alter theoretisch noch schwanger werden. Nach Zahlen des Statistischen Bundesamtes wurden in Deutschland 2015 insgesamt rund 737.500 Kinder geboren. 2134 der Mütter waren zwischen 45 und 49 Jahre alt. 134 waren 50 Jahre oder älter. Jetzt weiß man natürlich nicht, ob die älteren Frauen hormonell behandelt wurden, um schwanger zu werden.

Verhütung in den Wechseljahren ist tricky, das muss man leider sagen. Die Hormonspirale ist im Prinzip das Gleiche wie die Pille. Man nimmt synthetische Hormone, die aber nicht die Wechseljahrsbeschwerden bekämpfen. Die Kupferspirale wird noch von einigen Ärzten empfohlen. Und dann gibt's noch Kondome und Gottvertrauen… Wenn Sie ein Jahr lang keine Regelblutung mehr hatten und das FSH (follikelstimulierendes Hormon im Blut) hoch und das Östradiol niedrig ist, ist die Wahrscheinlichkeit, schwanger zu werden, wirklich gering.

Keine ganz befriedigende Antwort, ich weiß. Und ich kenne auch das Gefühl, wenn man sich plötzlich fragt: »Oh je, solltest du etwa…? Kann nicht wahr sein! Oder vielleicht doch? Hilfe? Was dann?« Und all die Fragen, die einem dann so durch den Kopf gehen…

Da schläft man eine weitere Nacht nicht. In der einem

heiß und kalt wird. Daran sind dann aber ausnahmsweise mal die Wechseljahre nur zur Hälfte schuld.

NOCH EIN WORT ZUR YAMSWURZEL

In Deutschland sind viele Frauen beim Thema bioidentische Hormone auch deshalb verwirrt, weil es ja noch die Mittel aus der Yamswurzel gibt. Die gelten ebenfalls als bioidentisch.

Ich habe in Kapitel 2 bereits angesprochen, dass Präparate aus der Yamswurzel für jede Frau individuell hergestellt werden. Mit dieser Methode arbeiten nur ganz bestimmte Ärzte und Heilpraktiker. Sie machen Blut- oder Speicheltests und lassen dann in ausgewählten Apotheken Cremes oder Tabletten für ihre Patientinnen herstellen.

Viele dieser Therapeuten sind davon überzeugt, dass es im Prinzip nur das Progesteron ist, das Frauen in den Wechseljahren fehlt. Das wird aus dem Sud der wilden Yamswurzel gewonnen.

In einigen Ländern wie zum Beispiel in Mexiko ist die Yamswurzel ein ähnliches Grundnahrungsmittel wie bei uns die Kartoffel. Das darin enthaltene Diosgenin wird in bioidentisches Progesteron umgewandelt. Das ist allerdings nur eine Vorstufe von diversen Hormonen (siehe oben). Die Umwandlung von wildem Yams in Progesteron kann nur unter Laborbedingungen vollzogen werden. Die Yams-Progesteron-Creme ist deshalb etwas ganz anderes als zum Beispiel das einzige bioidentische Progesteron, die Weichkapseln Utrogest. Die Yams-Creme beinhaltet Phyto-, also Pflanzenhormone, die durchaus wirken. Aber nicht in dem Maße wie das standardisierte Hormon.

Es gibt auch Ärzte, die Progesteron-Cremes mit bioidentischem Progesteron herstellen lassen. Bei diesen Cremes ist laut Professor Huber Vorsicht geboten. Progesteron hat einundzwanzig Kohlenstoffatome. Das ist eine Größe, die nicht vollständig von der Haut aufgenommen werden kann. Beim bioidentischen Östrogen-Gel sieht das anders aus. Östrogen bzw. Östradiol hat nur achtzehn Kohlenstoffatome, die leicht durch die Haut absorbiert werden. Deshalb wirken die Östradiol-Gels auch so gut.

Professor Huber warnt davor, bioidentisches Östrogen-Gel mit einer bioidentischen Progesteron-Creme zu nehmen. »Es ist nicht sicher, ob die Progesteron-Creme wirklich den wichtigen Krebsschutz gewährleisten kann, weil nicht genug davon im Körper ankommt.«

Die standardisierten bioidentischen Hormone, die ich einnehme, werden im Labor hergestellt und ständig kontrolliert. Sowohl die gesetzlichen als auch die privaten Kassen zahlen die Kosten.

Die Yamswurzel-Präparate werden nicht staatlich überprüft, und sie werden von den gesetzlichen Krankenkassen in der Regel nicht übernommen. Professor Huber, als Schulmediziner trotzdem sehr offen für alternative Therapien, hat gegen diese Präparate keine Einwände. Seine Maxime lautet: »In der Therapie aller Beschwerden sollte es so sein, dass als Erstes das Gespräch kommt. Dann versucht man mit Pflanzen zu heilen, als nächster Schritt kommt die pharmazeutische Therapie und als Letztes oft der chirurgische Eingriff!«

Die Therapie mit den Yamswurzel-Hormonen wird als sanft und natürlich beschrieben. Wenn sie den Frauen hilft und wenn sie die Beschwerden lindert, sei dagegen nichts einzuwenden, so Professor Huber.

Allerdings gibt es Kritiker aus der Schulmedizin, die der Yamswurzel-Therapie Geldschneiderei unterstellen. Denn Ärzte und Apotheker verdienen da angeblich kräftig mit an den Medikamenten. Fakt ist: Die Yamswurzel-Patientinnen und diejenigen, die sich ihre Mittel individuell anrühren lassen, müssen ganz schön tief in die Tasche greifen. Die gesetzlichen Krankenkassen bezahlen nicht die Speicheltests, mit denen viele Ärzte den Hormonstatus ermitteln. Laut Professor Huber machen Speicheltests zur Ermittlung von Hormonen übrigens nur bei Cortisol Sinn. Seiner Erfahrung nach ist ein Bluttest weitaus genauer. Viele der Ärzte, die mit Yamswurzel-Präparaten therapieren, arbeiten ebenfalls mit Bluttests. Zum Teil müssen diese selbst bezahlt werden, weil die Kassen sie nicht übernehmen. Und dann ist man schnell mit Kosten von mindestens 600 Euro dabei. Die Cremes und Tabletten werden oft für ein ganzes Jahr im Voraus produziert und kosten 200 bis 300 Euro.

Wenn man sich das leisten kann, kein Problem. Aber man kann die gleiche Behandlung mit überprüften Mitteln auch auf Kosten der Krankenkasse bekommen.

Zum Vergleich: Ich zahle für mein Östrogen-Gel pro

Spender 26 Euro, und ich komme ungefähr zwei Monate damit aus. Der Preis einer Kapsel Utrogest liegt etwa bei 40 Cent.

TIPPS ZUR EINNAHME BIOIDENTISCHER HORMONE

Bioidentische Hormone sind ein genaues Ebenbild der Hormone, die unser Körper in seiner Jugend selbst in ausreichender Menge hergestellt hat. Und sie können getrost auch als natürliche und sanfte Hormonersatztherapie bezeichnet werden. Lange Zeit nahm ich morgens einen Hub Gel und schluckte abends eine Kapsel Utrogest. So wird es den meisten Frauen von ihren Ärzten gesagt, und sie machen es dann auch so. Professor Huber aber hat mir erklärt, dass das im Grunde nicht gut für den Körper ist. Im natürlichen Zustand, und den wollen wir mit der Hormonersatztherapie ja imitieren, stellt der Körper nicht jeden Tag Östrogen und Progesteron in gleichbleibender Menge her. Deshalb ist es auch fraglich, die Medikamente jeden Tag so einzunehmen. Vielmehr sollten Frauen in den Wechseljahren diese Mittel so einnehmen, als hätten sie noch einen natürlichen Zyklus. Seitdem nehme ich jeden Morgen das Östrogen und vom zwanzigsten bis dreißigsten Tag jeden Monats abends noch das Progesteron dazu. Danach folgt ab dem Ersten des Monats wieder eine Progesteron-Pause bis zum Zwanzigsten.

Professor Huber:»Wenn Sie das Progesteron immer

durchnehmen, sind die Rezeptoren irgendwann nicht mehr sensibel genug für die Aufnahme des Hormons. Einzige Nebenwirkung: Es kann wieder zu Blutungen kommen.«

Das finde ich persönlich nicht schlimm und merke stattdessen, dass ich mich mit dieser Dosierung viel besser fühle und auch besser schlafe.

Manchmal spüre ich, dass ich ein bisschen mehr Östrogen brauche. Ich bin dann irgendwie genervter als im Normalzustand. Also nehme ich mehr als einen Hub. Wenn ich wiederum zu viel Östrogen intus habe, bekomme ich einen merkwürdigen Schnupfen beim Joggen. Ich habe Professor Huber zu dem Thema befragt, und er bestätigt:»Zu viel Östrogen lässt tatsächlich die Nase rinnen, obwohl man gar keinen Schnupfen hat.« Wenn das der Fall ist, reduziere ich die Östrogenmenge einfach wieder. Das ist die Krux in dieser Zeit: Die Hormone schwanken. Ich kann nur jeder Frau empfehlen, ihr Körpergefühl zu schulen und gut in sich reinzuhören. Dann kann man selbst ein bisschen mit der Hormon-Dosierung »spielen«. Wer sich das nicht zutraut, sollte öfter einen Bluttest machen lassen.

Ich lasse zwei bis vier Mal im Jahr meine Hormone überprüfen. Obwohl ich selbst gut spüre, ob ich mehr oder weniger Östrogen brauche, gibt mir das einfach ein besseres Gefühl. Hormone sind höchst wirksame Stoffe, und man sollte nur so viel davon nehmen, wie man wirklich braucht.

Bei meinen Untersuchungen hat sich auch herausgestellt, dass ich einen Vitamin-D-Mangel habe (siehe oben). Und ich schlucke bioidentisches DHEA, weil mir das auch fehlt. Außerdem nehme ich ein Omega-3-Öl. Schmeckt fies, aber ich spüre, dass ich mich dadurch besser konzentrieren kann.

In Phasen, in denen ich mich nicht so gut ernähre, nehme ich zusätzlich Vitamin C, Vitamin B12 und Zink ein. Zum absoluten Pflichtprogramm gehören für mich außerdem Magnesium und Kalzium.

Das klingt für einige jetzt bestimmt nach viel. Aber ich bin der Meinung, man muss sich um sich kümmern, wenn man gesund bleiben will. Ich habe ganz einfach das Gefühl, dass mir das alles guttut. Ich weiß, es gibt immer wieder auch Studien, die vor Nahrungsergänzungsmitteln warnen. Vitamine, die nicht wasser-, sondern fettlöslich sind, wie E, D, K, A, können sich im Körper anlagern. Zu viel davon ist definitiv schädlich! Deshalb würde ich diese Vitamine auch nie auf eigene Faust einnehmen, sondern checken lassen, ob sie wirklich fehlen. Ein Zuviel der wasserlöslichen Vitamine wird bestenfalls ausgeschieden. Eine Überdosierung kann trotzdem nie gut sein. Die Deutsche Gesellschaft für Ernährung und viele andere Organisationen behaupten immer wieder: Wer sich gesund ernährt, muss erst gar keine zusätzlichen Vitamine einnehmen. Aber erstens: Wer ernährt sich denn schon so gesund? Fünf Portionen Obst und Gemüse schaffe ich leider nicht jeden Tag, und selbst wenn, habe ich persönlich meine Zweifel, ob die Lebensmittel durch die langen Transportwege tatsächlich noch ausreichende Vitamine beinhalten. Ich habe auch zu dem Thema viel gelesen und kann nur sagen: Mir tut gut, was ich einnehme. Beweise kann ich nicht liefern, weil ich nicht selbst untersuchen kann, wie viele Vitamine tatsächlich noch in unserem Obst und Gemüse stecken. Ich weiß auch nicht, ob die Vitamine, die ich einnehme, wirklich so gesund sind, wie ich denke. Da muss ich Sie leider auf Ihr eigenes Gefühl verweisen.

Was ich außerdem immer mache: Ich nehme Probiotika, wann immer ich ein Antibiotikum genommen habe. Antibiotika schaden der Schleimhaut unseres Darms, und da raten viele Ärzte, man solle sie danach wieder aufbauen. Der Darm gilt heutzutage als eines der wichtigsten Organe für unser Immunsystem. Nur wenn der in Ordnung ist, bleiben wir gesund.

KAPITEL 4
HORMONE ALLEIN MACHEN AUCH NICHT ALLES WIEDER GUT

Während ich brav meine verordneten Medikamente nahm, konnte ich endlich wieder besser schlafen und hatte nicht länger das Bedürfnis, Gott und die Welt zusammenzuschlagen. Und trotzdem war irgendetwas anders – und das ging auch mit den Hormonen nicht weg.

In vielen Bereichen des Lebens kann man dem Alter ein Schnippchen schlagen: mit Sport, um fit und gelenkig zu bleiben, mit Haarfarbe und dem ein oder anderen Trick aus der Schönheitsküche. Auch die Kinder halten jung, man bleibt in Kontakt mit den Träumen und Sorgen der jungen Generation, ganz zu schweigen vom technischen Fortschritt, bei dem man ganz einfach mithalten muss. Hinzu kommen all die Möglichkeiten, die unserer Generation offenstehen – Reisen, neue Kulturen kennenlernen, ein Start-up gründen oder sich auf andere Weise neu (er-)finden.

Bei den meisten Frauen läuft das Leben ganz ähnlich ab: Zuerst konzentriert man sich auf die Ausbildung, dann auf den Job, als Nächstes kommt der Partner, anschließend die Kinder. Seien wir ehrlich: Bis fünfzig sind arbeitende Mütter doch nur am Rödeln.

Mit den Wechseljahren aber findet eine Zäsur statt. Unser Körper macht uns das längst klar, auch wenn der Verstand es vielleicht noch nicht so richtig begreifen will. Wenn die ausbleibende Regel immer mehr zur Regel wird, sind viele Frauen erst mal erleichtert. Keine Menstruationsbeschwerden mehr, kein Prämenstruelles Syndrom (PMS), und auch das Thema Verhütung hat sich plötzlich erledigt.

Die Wechseljahre sind auch ein Abschied von der Fruchtbarkeit. Mich hat genau das anfangs tatsächlich traurig gemacht. Vom Verstand her wollte ich mit fünfzig natürlich kein drittes Kind, aber die Baby- und Kinderliebhaberin in mir hatte schon an der neuen Situation zu knabbern. Ich frage mich, wie es Frauen geht, die sich vergeblich ein Kind gewünscht haben. Oder Frauen, die sich bislang gegen ein Kind entschieden haben. Wechseljahre sind in dem Punkt etwas Endgültiges. Auf natürlichem Weg bekommen die meisten Frauen in dem Alter keine Kinder mehr. Mit Hormonen und Eizellenspende kann man heutzutage natürlich schon kleine Wunder wirken. Im Normalfall aber nimmt der Körper uns die Entscheidung für oder gegen Kinder um die fünfzig herum ab. Es gibt plötzlich kein Zurück mehr.

Bei etlichen Frauen passiert in dem Alter der andere Klassiker: Kinderkriegen ist längst kein Thema mehr, im Gegenteil, die Kinder gehen aus dem Haus. Viele Mütter reagieren darauf mit Traurigkeit bis hin zur Depression. In der Psychologie gibt es dafür sogar einen Fachbegriff: Empty-Nest-Syndrom. Leeres Nest plus Wechseljahre – das ist definitiv kein Spaß: Gefühle von

Einsamkeit, Verlassenheit und Trauer – was da hochkommt, stellt viele Frauen vor eine riesengroße Herausforderung. Meine Jüngste habe ich mit zweiundvierzig zur Welt gebracht, mein Nest ist zum Glück noch eine ganze Weile nicht leer. Wenn ich mir vorstelle, dass meine Kinder beide schon groß und aus dem Haus wären, hätte mich die Menopause sicher noch viel heftiger erwischt. Deshalb genieße ich es in vollen Zügen, dass meine »Kleine« mich ja noch mit voller Power auf Trab hält, und bin dann in ihrer Pubertät hoffentlich mit meinen Wechseljahren durch. Das wäre für meine Jüngste eine regelrechte Gnade der späten Geburt.

Als meine Große in der Pubertät war, kam ich ja in die Wechseljahre, und da ging es bei uns des Öfteren richtig rund im Hormon-Karussell. Hormoneller Super-GAU hat mein Mann das genannt, und damit hatte er nicht unrecht.

Apropos Pubertät: Die Menopause ist im Prinzip eine Art zweite Pubertät. Die Bestseller-Autorin Susanne Fröhlich sagte in einem Interview mit der *Bild*-Zeitung einmal, Wechseljahre seien wie »Pubertät mit Führerschein«, und dafür feiere ich sie quasi täglich! Weil das den Nagel so grandios auf den Kopf trifft. In der Pubertät sind die Teenies hormonell bedingt kaum in der Lage, sich auf etwas anderes als sich selbst zu konzentrieren. Sie wollen sich neu positionieren, können ihre Stimmungen kaum aushalten, kriegen einen völlig neuen Blick auf ihre Umgebung. Wenn die ganzen Hormone das Gehirn der Kinder fluten, ist das so, als würden sie regelrecht verrückt. Ihr Nervensystem gleicht einer Großbaustelle, wo alles neu verdrahtet und zusammengeschweißt werden muss. Kein Wunder, dass sie in der Zeit Schule, Eltern und Zimmer aufräumen außerirdisch finden...

Wir Frauen in den Wechseljahren sind auch im hormonellen Ausnahmezustand, aber wir haben leider keine Zeit, uns nur um uns selbst zu kümmern. Wir müssen trotzdem die Familie weiter versorgen und wie gewohnt funktionieren. Blieben wir unserem Job mit der Entschuldigung »Ich habe Wechseljahre« fern, könnten wir gleich kündigen. Die Wechseljahre sind längst nicht so ein gesellschaftlich tolerierter Zustand wie die Pubertät. Wenn unsere Teenies rumspinnen, finden wir das trotz allem irgendwie amüsant. Und was das veränderte Schlafverhalten in der Pubertät angeht, wird inzwischen sogar diskutiert, ob die Schule für Jugendliche später anfangen sollte. Eine US-Studie der Universität Washington belegt, dass Teenager mehr schlafen und bessere Leistungen bringen, wenn der Unterricht eine Stunde nach hinten verlegt wird. Ich finde es toll, dass man sich darüber Gedanken macht. Für Frauen in den Wechseljahren hat man leider nicht so viel Verständnis, obwohl wir ja auch zu wenig Schlaf bekommen – mit großen Auswirkungen auf unsere Gesundheit und Belastbarkeit. Unsere Zustände werden oft als hysterisch eingestuft, statt dass jemand nach der Ursache fragt. Uns bemuttert keiner, bestenfalls müssen wir das selbst tun. Das bedeutet allerdings, dass wir erst mal lernen müssen, unsere Bedürfnisse überhaupt wahrzunehmen.

Teenager und Frauen in den Wechseljahren haben außer dem hormonellen Chaos, Schlafstörungen, mangelnder Geduld und gelegentlichen Ausrastern noch etwas gemeinsam: Es beginnt ein neuer Lebensabschnitt, der dazu auffordert, sich mit dem eigenen Inneren zu beschäftigen. Gerade weil die Gefühle in dieser Umbruchphase so intensiv und die Reaktionen oft nicht vorhersehbar sind, fragt man sich, ob man sich selbst und seine Mitmenschen überhaupt noch kennt...

Ich kann mich noch lebhaft an meine Pubertät erinnern. Damals habe ich alles und jeden infrage gestellt, natürlich in erster Linie meine Eltern und deren Werte. Unerträglich fand ich vor allem die Musik, die sie hörten. Ich sage nur: Blasmusik und Schlager. Da wir ein Gasthaus hatten, dudelte Selbiges den ganzen Tag über aus der Jukebox. Besonders unauslöschlich hat sich »Ja, ja die Katja, die hat ja...« von Heino in mein Gehirn eingebrannt. Je schlimmer ich das Lied fand, desto mehr Spaß hatten die Gäste daran, es immer und immer wieder zu spielen. Ich kann nur hoffen, dass meine Verwünschungen sie nicht getroffen haben. Meine zartfühlenden Kollegen, die die Geschichte kennen, baten Heino, das Lied extra und nur für mich in einem Film zu meinem fünfzigsten Geburtstag zu singen. Ich habe geweint vor Freude. Und ich bin versöhnt – mit Heino und dem Lied.

Antworten auf die Frage »Wer bin ich?« suchte ich allerdings in anderen Songs, bei Liedermachern wie Cat Stevens (heute Yusuf Islam), bei David Bowie oder rebellischeren Gruppen wie Queen, Genesis und Pink Floyd mit – wie passend –»We Don't Need No Education«. Spiritualität war auch ein Riesen-Thema. Gibt es Gott? Ich las damals wahlweise große Teile der Bibel oder ging zu Séancen, um rückende Tischchen zu befragen. Was man so alles tut, um sich zu finden...

Rund fünfunddreißig Jahre später spürte ich wieder das Bedürfnis herauszufinden, wer ich denn jetzt genau bin und was dieser Wechsel mit mir gemacht hat. Ich war zwar froh, dass dank der bioidentischen Hormone mein Blut wieder in der richtigen Rezeptur durch meine Adern floss, aber mir war auch klar, dass ich mir angucken musste, was mich so in Wallung gebracht hatte. Also fragte ich mich: Was will diese Wut mir sagen?

Bildlich gesprochen: Das Gewitter tief in mir drinnen hatte sich durch die Hormone verzogen. Die Luft war wieder klar, aber was den entstandenen Flurschaden anging: Den musste ich mir ansehen und vor allem bereinigen.

Ich habe an vielen Frauen – mich selbst eingeschlossen – beobachtet, dass wir zwischen Mitte vierzig und Ende fünfzig an einen Punkt kommen, wo wir einfach von vielem die Schnauze voll haben, um es mal salopp zu sagen. Wir haben schon tausend Mal über den gleichen Kram mit unseren Männern gestritten und in den unaufgeräumten Zimmern der Kinder gestanden. Sie schaffen nie Ordnung, also macht das immer wieder Mutti! Wir haben unseren Freundinnen hundert Mal zugehört, wie sie uns mit demselben Problem kamen. Wir haben permanent ein schlechtes Gewissen, weil wir uns zu wenig um unsere Eltern kümmern. Wir haben genug davon, uns die immer gleichen Vorträge von nervigen Kollegen anzuhören. Und, und, und ... Vielen geht sogar der Hund auf den Geist, weil auch er ständig das Gleiche von uns will.

Wenn die Wechseljahre kommen, schwindet als Erstes die Geduld. Das hat natürlich Auswirkungen auf zwischenmenschliche Beziehungen, da man schneller aus der Haut fährt und nicht länger gewillt ist, alles einfach hinzunehmen. Während meiner persönlichen Krise stellte ich auf einmal die Beziehung zu meinem Mann infrage, und was mir da auffiel, konnten alle Hormone der Welt nicht ändern.

Wie schon erwähnt, führen wir seit Jahren eine Art erweiterte Wochenendbeziehung. Ich hatte mich daran gewöhnt und kann diesem Beziehungsmodell auch viel Positives abgewinnen: Aus Mangel an Gewohnheit haben wir uns immer wieder Neues zu erzählen und gehen uns mit den typischen Alltagsproblemen nicht auf den Wecker. So habe ich das jahrelang gesehen und mir vielleicht auch das eine oder andere schöngeredet. Aber das ist nur eine Seite der Medaille.

Als ich mir unsere Beziehung nach meinem Hormonchaos erneut anguckte, fiel mir auf, wie viel Ungesagtes und vor allem Unbearbeitetes sich da im Laufe der Jahre angestaut hatte. Ich gehöre nicht zu den Frauen, die ständig ein Beziehungsgespräch brauchen, dazu rote Rosen, Kuschelrock eins bis zehn, Kerzenschein und tiefe Blicke. Mein Mann und ich sind beide starke Persönlichkeiten, haben viel Temperament und Selbstbewusstsein, wir lachen mehr, als dass wir uns anschmachten. Wenn es mal knallt, dann richtig. Und laut. In der Regel schmollen wir nach solchen Gewittern ein paar Stunden, und dann ist alles wieder gut. Nach außen hin.

Auf einmal aber bekam ich an diesem gut eingespielten Ablauf so meine Zweifel. Was wäre wohl, wenn wir beide, wie andere Paare auch, Tag für Tag zusammen wären? Hätten wir uns da genug zu sagen?, fragte ich mich und, wichtiger noch: Ist mein Mann tatsächlich mein bester Freund? Weiß er überhaupt, wer ich bin?

Ich kann mir seine Antwort bildhaft vorstellen und muss sogar lachen, wenn ich ihn vor mir sehe, wie er bei dem Thema die Augen rollt. Klar weiß er, wer ich bin: Katja, seine »Frau«, Mutter seiner Töchter, toughe Moderatorin, Frühaufsteherin, Läuferin, Diät-Abbrecherin, Chips-Esserin, Ordnungs-Fan, Rotwein-nicht-Vertragerin, Stier mit Aszendent Widder – keine Ahnung, was er sonst noch alles mit mir in Verbindung bringt. Wenn man sich, so wie wir, nicht jeden Tag sieht, kriegt man vom anderen natürlich auch nicht alles mit. Ich wusste nicht, ob er noch ein richtiges Bild von mir hatte und ich von ihm. Mir aber war auf einmal wichtig, dass er auch das sah, was nicht für alle ersichtlich ist. Vor allem wollte ich wissen, ob er das mag. Mit anderen Worten: Mag er mich wirklich mit all meinen Facetten?

Ich hatte das ungute Gefühl, dass wir ein paar Veränderungen beim anderen zwar wahrgenommen, aber nicht verstanden, geschweige denn hinterfragt hatten. Verrückterweise ging es dabei um nichts Gigantisches, eher um Kleinigkeiten. Zum Beispiel: Ich wuppe unter der Woche unser gesamtes Leben – Kinder, Schule, Hobbys, Handwerker, Essen, Klamotten, Termine. Läuft bei uns auch weitestgehend alles rund. Ich verstehe natürlich, dass mein Mann hier und da anderer Meinung ist, wenn er am Wochenende kommt. Damals hat es mich aber mehr und mehr genervt. Ich war Teilzeit-Alleinverantwortliche und hatte mich organisiert. Ich konnte es nicht vertragen, wenn mein Mann daran rüttelte und plötzlich dagegen war, dass die Kinder am Wochenende auch mal woanders übernachten wollten. Das hieß nämlich, alles wieder von vorne zu planen, was ich mir längst genau überlegt hatte, und strapazierte meine Nerven aufs Äußerste. Und es lieferte natürlich Zündstoff für die tollsten Kräche mit gegenseitigen Vorwürfen. Ich fand es unverschämt, dass er nicht würdigte, wie ich halb alleine Kinder und Job unter einen Hut brachte, er fühlte sich ausgeschlossen. Unsere Beziehung schien in eine Richtung zu steuern, in die wir beide nicht wollten. Und das hatte viel damit zu tun, dass wir uns nicht mehr besonders viel Mühe gaben, den anderen wirklich zu verstehen. Wir lebten mehr nebeneinander als miteinander. Wenn man sich, so wie wir, nicht jeden Tag sieht, merkt man das wahrscheinlich noch später als Paare, die jeden Tag zusammen sind.

Ich spürte außerdem, wie sich in mir Widerstand gegen etwas auftat, das schon lange da war, jetzt aber Raum forderte. Wie die meisten Frauen habe auch ich dieses spezielle Gen, das dafür sorgt: Erst mal die anderen, dann ich. Ich hatte schon in meiner Kindheit zu Hause die Rolle des Sonnenscheinchens übernommen. Alle durften Probleme haben, nur mir wurden irgendwie keine zugestanden. Ich nahm die Rolle bereitwillig an und fand sie auch besser als die des Problem-Bären. Letztlich aber war es ein Stempel, der mir aufgedrückt worden war, und nicht meine freie Entscheidung. Auf einmal hatte ich genug davon, die Sonne zu sein. Diejenige, die alle wärmt, die sich überall gut anpassen kann, mit allem und jedem klarkommt, nicht so viel Aufhebens um die eigene Person macht und einfach tut, was getan werden muss. Meine »Geländegängigkeit« gehört definitiv zu mir und meinem Naturell. Damit war ich auch leichter durchs Leben und einige Tiefs gekommen, aber jetzt hatte ich mit einem Mal das dringende Bedürfnis, dass Familie, Mann, Freunde, Vorgesetzte und selbst Kinder so langsam begriffen, dass auch ich nicht immer alles easy finde.

Die ersten fünfzig Jahre meines Lebens waren alles in allem ein Geschenk. Ich will auch gar nicht undankbar sein. Aber in dem Alter dachte ich zum ersten Mal: Wie soll denn die zweite Lebenshälfte aussehen? Die Überlegung, dass noch mindestens vierunddreißig Jahre vor mir liegen, machte was mit mir. Frauen haben heute eine durchschnittliche Lebenserwartung von vierundachtzig Jahren. Viele können davon ausgehen, dass sie noch älter werden und sogar die hundert knacken. So gesehen sind wir um die fünfzig erst bei der Halbzeit angelangt. Man muss sich mal vorstellen, wie viel Leben jenseits der Wechseljahre noch vor uns liegt! Wie viel Zeit da noch mit Leben gefüllt werden kann, muss und will. Gerade deshalb finde ich es so wichtig, sich tatsächlich den aufkommenden Fragen zu stellen, wenn man um die fünfzig plötzlich im Krisenmodus ist. Egal, ob im Privatleben oder im Job.

Heutzutage haben wir Frauen zum Glück so viele Möglichkeiten, unser Leben zu gestalten. Wenn wir Mitte der 1960er-Jahre geboren sind, gehören wir zu der ersten Generation, die Kinder und Karriere unter einen Hut bringen kann und deren Vertreterinnen ganz selbstverständlich in die Vorstandsetagen aufgerückt sind. Angela Merkel ist mit einundfünfzig Jahren Bundeskanzlerin geworden. Auch bei ihr dürften sich um diese Zeit herum die Wechseljahre bemerkbar gemacht haben, und gucken Sie mal, was die Frau trotzdem oder gerade deshalb in den folgenden Jahren geleistet und erreicht hat. Hut ab!

Ich wollte mit fünfzig mehr Tiefe und gleichzeitig mehr Leichtigkeit in meiner Beziehung. Klingt das naiv? Vielleicht – doch warum eigentlich? Ich hatte ja den Plan, mit dem Vater meiner Kinder alt zu werden. Aber gut alt zu werden, in einer Beziehung, die mich glücklich macht und ihn natürlich auch. Ich kann im Nachhinein nur sagen: Zum Glück wollte ich das, denn sonst hätte es bei uns nicht diese große und sinnvolle Krise gegeben.

Vielleicht hätte ich gar nicht so genau hingeguckt, wenn meine Freundinnen nicht gewesen wären. Die eine hatte sich getrennt. Eine andere, die lange Jahre allein gewesen war, schwebte plötzlich auf Wolke sieben, weil sie frisch verliebt war. Zwei weitere Freundinnen gingen fremd. In Köln gibt es zu dem Thema ein berüchtigtes Karnevalslied:»Kommst du in die Wechseljahre, wechsel mal den Mann… weil man erst im Wechselfieber richtig wechseln kann… Hast du erst den Mann gewechselt, geht es wieder rund…« Dazu wird in der närrischen Saison gerne geschunkelt. Ich will hier nicht den moralischen Zeigefinger schwenken, aber ich finde, Fremdgehen ist der Todesstoß für eine Beziehung. Ich bin jedes Mal überrascht und gleichzeitig auch ein bisschen verstört, wenn ich höre, in welchen vermeintlich glücklichen Partnerschaften das öfter mal passiert.

Dass ausgerechnet nach langen Beziehungen immer mehr Trennungen gezielt von Frauen ausgehen, nämlich rund zweiundfünfzig Prozent, ist schon auffällig. Gerade in den Wechseljahren machen viele Frauen Schluss. Sie wagen eine Lebenswende, weil sie erkennen, dass sie noch viel zu jung für faule Kompromisse sind. Das hat auch körperliche Ursachen. Laut der amerikanischen Gynäkologin und Bestseller-Autorin Dr. Christiane Northrup stehen wir in dem Alter an der Schwelle zu einer tief greifenden Transformation, in der wir alles auf den Prüfstand stellen, weil unser Nervensystem neu verkabelt wird – ganz ähnlich wie in der Pubertät.

Für unsere Mütter waren Trennungen jenseits der fünfzig noch undenkbar. Auch wenn sie ihre Männer unerträglich fanden, blieben sie bei ihnen. Unsere Mütter glaubten, sie stünden vor der Wahl, einsam und allein zu altern oder in einer Ehe zu verharren, in der man sich vielleicht an so manche Lieblosigkeit gewöhnt hatte. Heutzutage hat sich die Zahl der Scheidungen nach über fünfundzwanzig Ehejahren mehr als verdoppelt. Wenn die Frau geht, sucht sie oft eine neue Freiheit in einem Leben nach ihren eigenen Regeln.

Viele von uns wachen nämlich in den Wechseljahren regelrecht auf und nehmen das Leben in die Hand. Genau das hat auch meine Schwester auf bewundernswerte Art und Weise getan. In ihren sehr schwierigen Wechseljahren hat sie sich nicht nur aus einer zutiefst unglücklichen Beziehung befreit, sie hat kurz darauf auch das Wirtshaus, das sie von unseren Eltern übernommen hatte, aufgegeben. Jahrelang ging sie davon aus, dass sie an ihre Ehe und an dieses Geschäft gefesselt sei. Mit Ende vierzig hat sie begriffen: Schluss damit! Ich muss jetzt endlich das Leben leben, das ich will, und nicht das, was andere für mich ausgesucht haben.

Das war mehr als mutig und stark. Meine Schwester hat auf einmal das getan, was wir Frauen sonst immer nur für andere tun: Sie hat sich bemuttert.

Wachsen oder langsam sterben – vor der Wahl stehen viele Frauen in der Menopause. Meine Schwester wurde belohnt. Als sie sich von all dem Elend erholt hatte, war sie zum ersten Mal ganz bei sich. Und lernte ihre große Liebe kennen. Mit Mitte fünfzig hat sie geheiratet und sagt mir immer wieder: »Ich hätte nie gedacht, dass ich jemals so glücklich sein könnte!« Ich freue mich wirklich grenzenlos für sie und ihren Mann, meinen wunderbaren Schwager. Und ich weiß, dass meine Schwester das nie erreicht hätte, wenn sie nicht den Mut zu diesem radikalen Wandel aufgebracht hätte. Und den hatte sie, weil die Wechseljahre sie dazu gezwungen hatten, ihr altes Leben zu betrachten, es aufzugeben und damit einem Neuanfang eine Chance zu geben!

Ganz beeindruckend hat diesen Prozess eine andere Freundin von mir erlebt: Sie war Chefärztin an einem renommierten Krankenhaus und hatte beruflich alles erreicht, was nur geht. Vierzehn-Stunden-Tage waren genauso die Regel wie männliche Kollegen, die versuchten, ihr das Leben schwer zu machen. Wir kennen uns seit mehr als vierzig Jahren, und deshalb weiß ich genau, wie viel sie gearbeitet hat und was sie in ihrem Krankenhaus und auch darüber hinaus auf die Beine gestellt hat. Dann kamen die Wechseljahre und ein Bandscheibenvorfall.

Meine Freundin sagt heute, dass nur der Bandscheibenvorfall oder nur die Wechseljahre wahrscheinlich nicht gereicht hätten, um ihr die Augen zu öffnen. Doch so konnte sie gar nicht anders, als sich eine Auszeit zu nehmen. Zwölf Monate später hat sie nach mehr als zwanzig Jahren ihren Mega-Job gekündigt, um eventuell ein neues Studium anzufangen. Ohne finanzielle Sicherheit, ohne Mann oder Familie im Hintergrund. Viele ihrer männlichen Kollegen hielten sie für verrückt, so eine Karriere hinzuschmeißen. Ich aber erlebe sie als glücklicher, befreiter, entspannter und seliger denn je zuvor. Sie hat erkannt, wer sie ist und wie viel mehr in ihr steckt. Und sie hat erst in den Wechseljahren das tun können, wovon sie eigentlich seit zwanzig Jahren geträumt hat: ein neues Leben anzufangen.

Ich persönlich hatte auch eine lange Durststrecke mit vielen innerlichen Kämpfen. Mein Job war davon keine Sekunde betroffen. Ich kann mich tatsächlich nicht erinnern, dass ich mal nicht gern zur Arbeit gegangen wäre. Ich finde seit mehr als zwanzig Jahren jeden einzelnen Tag bei RTL mit den vielen wirklich tollen Kollegen spannend. Bei mir stand ich selbst in meiner Beziehung auf dem Prüfstand. Für meinen Mann war das bestimmt anstrengend und nicht leicht zu verstehen. Aber er hat um mich gekämpft, und zwar in einer Art und Weise, die mich sehr erstaunt hat. Er hat mir auf einmal wieder gezeigt, wie sehr er mich und das, was ich tue und denke, schätzt. Als er damit anfing, dachte ich erst: Aus welchem Ratgeber hat er das denn? Sein Verhalten hat mich aber dann tatsächlich davon überzeugt, dass wir unsere Beziehung noch retten können. Wir haben uns beide erwachsen und reif mit uns als Paar auseinandergesetzt. Ich frage mich bis heute, wieso das auf einmal so leicht ging. Ohne Vorwürfe, ohne Schreierei, erstaunlicherweise auch ohne fremde Hilfe. Ich glaube, unsere absolute Ehrlichkeit und der beiderseitige Wille, es noch mal zu versuchen, waren der Schlüssel zu diesem Neustart. In etlichen Gesprächen haben wir beide alles auf den Tisch gelegt. Allerdings haben wir es auch nicht übertrieben mit dem Krisenmodus. Nach einem langen Familienurlaub am anderen Ende der Welt, auf den Cook Islands im südlichen Pazifik, wussten wir: Wir stehen nicht am Ende, sondern vor einem Neuanfang!

Natürlich ist bei uns nach über zwanzig Jahren nicht plötzlich alles neu – es sind keine dramatischen Ände-

rungen passiert, dafür aber wichtige. Mein Mann hat
zum Beispiel aufgehört zu betonen, wie unnötig und un-
verständlich er es findet, dass ich im Urlaub gerne morgens schon um acht Uhr oder noch früher joggen gehe.
Für ihn ist Ausschlafen das Größte, ich dagegen liebe
den Morgen. Diese Stimmung, wenn die Welt gerade
aufwacht, versetzt mich in einen großen Glückszustand.
Erst recht im Urlaub, weil ich mich nicht beeilen muss,
sondern diese Atmosphäre genießen kann.

Ich wiederum habe ihn neulich zu einer Sterne-Lo-
kale-Rundreise begleitet. Und habe mir verkniffen, an-
geekelt zu gucken und immer wieder zu fragen, warum
Menschen aus aller Herren Länder nach Kopenhagen
ins Restaurant NOMA pilgern, um dort Ameisen auf
Moos zu essen, oder unbedingt nach San Sebastián in
Spanien fahren, um ganz bestimmte Seegurken zu ver-
drücken.

Mein
Geheimnis
Nr. 4

Laufen gegen Hitzewallungen! Ich habe
keine, weil ich so viel jogge. Ausdauer-
sportarten wie Joggen, Radfahren, Walken
erleichtern alle Wechseljahrsbeschwerden.
Moderates Krafttraining muss auch sein,
damit wir später keine Osteoporose und
keinen »Witwenbuckel« kriegen.

Im Prinzip ist etwas sehr Unspektakuläres, aber Wichtiges zwischen uns passiert: Wir haben es geschafft, die
Vorlieben des anderen zu respektieren, auch wenn wir

die Begeisterung nicht unbedingt teilen. Am Anfang einer Beziehung denkt man noch, dass man sich annähern wird und in seinem Partner mit der Zeit die Leidenschaft für Sport oder was auch immer wecken kann. Nach mehr als zwanzig Jahren Beziehung habe ich diese Illusion aufgegeben, aber ich akzeptiere, dass ausgefallenes Essen meinem Mann große Freude bereitet. Und er fasst sich nicht mehr an den Kopf, wenn ich in aller Herrgottsfrüh in die Laufschuhe springe.

Ich persönlich habe mein Leben in gewisser Weise auf einen neuen Stand gebracht. Zum Teil bin ich wirklich erstaunt darüber, wie viel ich erst in diesem späten Alter begriffen habe. Zum Beispiel, dass ich viel mehr auf meinen Bauch hören muss. Dass ich mich auf mich und meine Gefühle verlassen kann. Das verdanke ich übrigens den Hormonen. Sie haben mir definitiv mein altes Gefühlsleben zurückgegeben. Aber ich habe auch außerhalb der Blutwerte an mir geforscht. Das haben die Wechseljahre mir abverlangt, und das hätte ich ohne sie wahrscheinlich nicht gemacht. Deshalb betrachte ich sie als großes Geschenk und großes Glück.

Ich habe so viele Zweifel verloren. Ich bin mir selbst sicherer und deshalb selbstsicherer. Und das ist so verrückt und schön an diesen Wechseljahren: Man weiß plötzlich wirklich, welchen Wert innere Werte haben. Ich sage immer: Wenn mein Bindegewebe so fest wäre wie mein Charakter, würde ich die Wechseljahre noch toller finden.

KAPITEL 5
SEI DEINE BESTE FREUNDIN –
UND SEI DEIN EIGENER COACH

»Das kann ja wohl nicht wahr sein, Katja! Sieh dir mal deinen Schreibtisch an. Wann hattest du eigentlich vor, den Stapel Post in Angriff zu nehmen?« –»Guck dir bitte mal die Blumenpracht im Nachbargarten an. Und bei dir? Da blüht ja höchstens das Unkraut auf der Wiese und sonst nichts.« –»Wenn du jetzt schon wieder das Laufen schwänzt, wirst du nie schneller werden und bleibst eine lahme Ente!« –»Deine Kochkünste sind beschämend! Du wolltest immer richtig kochen lernen – und was machst du? Nix!«

Raten Sie mal, wer mir das Tag für Tag an den Kopf knallt, wenn ich von der Arbeit nach Hause komme. Ich selbst! Und während ich diese Zeilen schreibe, geht es gleich in dem Stil weiter:»Hat ja auch recht, die Katja in deinem Kopf! Klar warst du um sieben im Büro, aber da musst du schließlich keine Steine schleppen! Da bleibt ja wohl genug Energie, um all die Dinge zu erledigen, die du mal wieder liegen gelassen hast. Schließlich ist es erst vier!«

Es ist nicht zu fassen. Tag für Tag mache ich mich zur Schnecke, erwarte von mir, dass ich nach den Hausaufgaben mit den Kindern oder der Rumkutschiererei noch eine Super-Landschaftsgärtnerin, Top-Sportlerin und Spitzen-Köchin abgebe. Mal abgesehen davon, dass ich eine so perfekte Erledigungsmaschine gar nicht leiden könnte, komme ich von dem hohen Anspruch an mich einfach nicht runter.

Richtig klar geworden, wie ich mit mir selbst umgehe, ist es mir aber erst, als ich hormonell bedingt am Anschlag war. Da erkannte ich, dass die Perfektionistin in meinem Kopf mir einfach keine Ruhe lässt und mich bis zur Erschöpfung antreibt. Und das auch noch in einem Tonfall, der mir, mit etwas Abstand betrachtet, die Haare zu Berge stehen lässt. Würde mein Mann so mit mir reden, meine Mutter oder eine Freundin – ich würde sie fragen, ob sie noch alle Tassen im Schrank hätten. Wer etwas von mir will, kann das freundlich sagen. Und durchaus auch mal schauen, wie es mir gerade geht. Welche Bedürfnisse ich habe. Ob ich vielleicht erst mal einen Kaffee brauche oder mich ein halbes Stündchen entspannen muss. Ich bin nicht Superwoman!

Doch es sind ja gar nicht die anderen, die so mit mir umgehen, sondern ich bin es selbst! Die Erkenntnis war für mich fundamental, und ich habe mir geschworen: Die Katja in meinem Kopf muss eine bessere Freundin werden, sonst bin ich durch mit der blöden Kuh!

Die Wechseljahre sind genau die richtige Zeit, um alte Muster zu überdenken. Wir müssen netter zu uns selbst werden, mitfühlender, gerechter. Wie das geht? Indem wir auf unsere Gedanken achten, Stopp sagen, wenn wir mal wieder zu tough zu uns sind, uns Zeit nehmen, uns selbst die beste Freundin zu sein. Beste Freundin und Coach zugleich.

Wechseljahre heißen so, weil vieles in unserem Innern im Umbruch ist. Es ist ein Prozess, der sich über einige Jahre erstreckt. Und genau deshalb braucht es dieses Self-Coaching.

Eine der Grunderfahrungen dieser Zeit lautet: Ich werde älter! Natürlich, das kann man sich ja denken. Als es aber dann so weit war, bin ich trotzdem aus allen Wolken gefallen. Und dabei geht es mir nicht um Äußerlichkeiten. Auch nicht um die Jugend im Kopf. Es ist etwas ganz anderes, etwas Tieferes, wenn Sie mich fragen.

Mit einem Mal spürt man klar und deutlich die erste Grenze: Die Zeit der Fruchtbarkeit ist vorbei. Das ist rein verstandesmäßig kein Drama, weil nur die wenigsten von uns in dem Alter noch ein Kind wollen. Und es hat doch auch immense Vorteile: Keine nervigen Blutungen mehr, keine Schmerzen, die viele Frauen über Jahrzehnte hinweg einmal im Monat außer Gefecht gesetzt haben. Aber wie bei so vielem im Leben lernt man die Dinge erst zu schätzen, wenn sie vorbei sind …

Bevor ich in die Wechseljahre kam, habe ich an meinen Zyklus kaum einen Gedanken verschwendet, er war für mich so selbstverständlich wie das Atmen. Ich habe mir auch nie Gedanken darüber gemacht, welches Wunder da jeden Monat in mir passierte. Ab dem Moment, in dem mein Zyklus plötzlich ins Stottern geriet, war ich auf einmal fasziniert davon.

Ab der Pubertät bestimmt der hormonelle Zyklus der Menstruation unser Leben. Nach rund vierzig Jahren Abschied zu nehmen ist wie ein kleiner Tod. Und ein kleiner Tod gibt uns eine Ahnung davon, wie sich wohl der große Tod anfühlen muss...

Doch bevor es so weit ist, fängt erst mal ein neues Kapitel des Lebens an. Jetzt sollten wir den Grundstein dafür legen, bestmöglich in die zweite Lebenshälfte zu starten. Wenn es gut läuft, kann das sogar die bessere Hälfte werden. Mich hat in diesem Punkt eine Zugfahrt nach Salzburg sehr inspiriert...

Ich saß im Abteil mit einer älteren Frau, deren inneres Leuchten mich faszinierte. Sie war eine echte Erscheinung. Das graue Haar war modisch kurz geschnitten, sie hatte klare blaue Augen, viele Falten, war aber wunderschön gealtert. Auch ihr Outfit hat mich beeindruckt: kein Oma-Grau, sondern knallbunt in einer Tunika, die elegant wirkte, und Schmuck, wie man ihn in Museumsshops kaufen kann. Diese Frau hatte einen ganz tollen, eigenen Style.

Als wir ins Gespräch kamen, erzählte sie mir, dass sie schon einundneunzig sei. Ich hätte sie mindestens fünfzehn Jahre jünger geschätzt. Sie heißt Ida und war alleine auf dem Weg zu einem Festival für klassische Musik. Um dort ihren zehn Jahre jüngeren Freund zu treffen.

Ich will jetzt nicht übertreiben, aber die Begegnung mit dieser agilen, tollen und so besonderen Frau war für mich wirklich ein Magic Moment. Ich dachte spontan: So will ich in vierzig Jahren auch sein!

Bisher hatte ich keine Vorstellung davon, wie ich wohl mit sechzig, siebzig, achtzig sein würde. Früher habe ich immer gesagt, dass ich dann ja wieder das Rauchen anfangen könnte, weil es dann eh egal ist. Beim Anblick dieser Frau wurde mir klar, dass ich das bestimmt nicht tun werde. Im Gegenteil: Ich will dann auch so lebendig und vital sein wie die wunderbare alte Dame aus dem Zug. Sie hat mir gezeigt, dass Alter nicht nur Pflegeheim, Elend, Schmerzen und Grauen bedeuten muss. Diesen Aspekt gibt es leider auch, keine Frage. Das weiß ich als Journalistin und Tochter eines Vaters, der demenzkrank war, nur zu gut. Aber es muss nicht zwangsläufig so sein.

Wir können viel tun, um geistig und körperlich fit zu bleiben. Allerdings darf man nicht erst mit siebzig damit anfangen. Die Wechseljahre sind nach meinem Gefühl auch dazu da, das zu begreifen. Wir bekommen eine erste Ahnung vom Alter. Aber wir haben noch die Gelegenheit, uns auf das wirkliche Alter vorzubereiten. Dafür müssen wir allerdings begreifen, dass wir uns spätestens jetzt gut um uns selbst kümmern müssen. Und dass wir unser Coach sein müssen für die zweite Lebenshälfte, die schon auf uns wartet. Das alles habe ich in den zwei Stunden Zugfahrt mit Ida begriffen. Die Begegnung mit ihr war ein Geschenk für mich und hat mich wieder mal in meiner Überzeugung bestätigt: Wir haben in Deutschland viele alte Menschen, von denen wir eine Menge über das Leben lernen können.

Ich habe meine Sitznachbarin natürlich gefragt, woran es liegt, dass sie so fit, gesund und lebensfroh ist.

Jeden Morgen Gymnastik machen, positiv denken, jeden guten Moment genießen und dankbar sein – so lauten ihre Ratschläge. Klingt vielleicht banal, aber nicht alles im Leben muss kompliziert sein.

Mich hat diese Antwort vielleicht deshalb so berührt, weil all das schon lange auch mein Credo ist. Ist doch schön, wenn man das Gefühl hat, wenigstens ein bisschen auf dem richtigen Weg zu sein! Und deshalb verrate ich Ihnen, was ich sonst noch so mache, außer Hormone zu nehmen.

POSITIV DENKEN

Positives Denken ist mehr, als optimistisch durchs Leben zu gehen. In meinem Verständnis heißt es, seine Gedanken zu beobachten. Seit mir aufgefallen ist, wie ich selbst über mich denke und welche inneren Monologe ich führe, verbiete ich der Stimme in meinem Kopf, derart über mich herzufallen. Ich überlege seither viel häufiger, was ich denn gut mache. Wofür ich mich loben könnte. Das fällt mir nicht leicht. Ich bin nämlich auch mit dem Glaubenssatz aufgewachsen: Eigenlob stinkt!

Ich will Ihnen nicht mit Glückskeks-Botschaften kommen, aber einige sind nun mal gut, auch wenn sie vielleicht abgedroschen klingen. Zum Beispiel die: »Wenn du von anderen geliebt werden willst, musst du dich selbst lieben.« Selbstliebe zeigt sich eben auch in den Gedanken, die wir über uns selbst haben.

Wer achtsam gegenüber seinen Gedanken ist und

positives Denken verinnerlicht, wird glücklicher. Es spielt definitiv eine Rolle, welche Sicht wir auf das Leben haben. Ob wir automatisch nach dem Aufwachen davon ausgehen, es wird ein mieser Tag, oder neugierig auf all das sind, was uns vielleicht über den Weg laufen wird. Ob wir Zuversicht spüren, uns freuen und dankbar sind, einen neuen Tag erleben zu dürfen.

Auch ich bin trotz des Umbruchs in meinem Leben nicht plötzlich total abgeklärt; die Hektik, besonders die selbst gemachte, hat auch mich immer wieder im Griff. Aber ich versuche, mich zu stoppen und offener zu sein für das Positive, das neben all dem Wahnsinn des Alltags auch existiert. Und oft genug lache ich mich schlapp über mich selbst.

Bei der letzten Umstellung von Winterzeit auf Sommerzeit habe ich es tatsächlich vergeigt. Ich habe vergessen, den Wecker umzustellen, und bin eine Stunde zu spät aufgestanden. Das fand ich so peinlich, dass ich ewig überlegt habe, wie ich mein Verschlafen denn bloß meinen Kollegen erklären sollte. Ich hetzte also aus dem Haus und trat dabei auch noch in einen Mäusemagen, den unsere Katze uns in wahrscheinlich bester Absicht vor die Tür gelegt hatte. So nach dem Motto: Ich lasse euch was übrig von meinem Festmahl.

Ich bin also wieder reingegangen, habe das Geschleime von meinem Schuh entfernt und anschließend draußen die Reste entsorgt, damit nicht auch noch Mann und Kinder reintreten. Sie können sich vorstellen, in welcher Laune ich ins Auto stieg.

Als ich den Wagen anließ, hörte ich mit einem Mal die

ruhige Stimme von Eckhart Tolle. Irgendwie hatte sich das Auto mit meinem Smartphone verbunden und genau das Hörbuch angeklickt, das meine Bibel ist: *Jetzt! Die Kraft der Gegenwart!* Da saß ich mit meiner Wut auf Sommerzeit, Katze und tote Maus und musste lachen. Schlagartig wurde mir klar, wie lächerlich meine miese Laune war. Hatte ich wirklich ein Problem an diesem Morgen? Nein! Ich hätte aber eins kriegen können, wenn ich mir weiterhin von dieser Geschichte den Tag hätte verderben lassen. Bis eben noch war ich überzeugt gewesen, dass an diesem Montag alles schiefgehen würde. Tat es aber nicht. Weil ich plötzlich über mich und meine Situation lachen konnte.

Mein Umschwung von richtig mies bis gut drauf dauerte ungefähr drei Sekunden. In der Zeitspanne entschied ich, dass mein Tag gut werden würde, und genau das ist auch passiert. All das innere Genörgel über mein Versagen, den Wecker umzustellen, hatte schließlich nicht das Geringste geändert, davon habe ich die Uhr auch nicht zurückdrehen können. Im Gegenteil, ich trug die schlechte Stimmung mit mir herum und vermieste mir kostbare Minuten meines Lebens, ohne einer Lösung, wie ich die verschlafene Stunde wieder hereinholen sollte, auch nur einen Schritt näher gekommen zu sein.

Wir haben in den meisten Fällen eine Wahl. Wir können uns durchaus dafür entscheiden, positiv durch den Tag zu gehen und für all das Gute, das leicht als »selbstverständlich« unter den Tisch fällt, dankbar zu sein – wie die alte Dame im Zug nach Salzburg mir geraten hat.

Natürlich ist es für jemanden, der gesund ist, einen guten Job hat und glücklich liiert ist, erst mal leichter, positiv zu denken und dankbar zu sein. Umso wichtiger ist ein Umdenken aber gerade für diejenigen, die viele Enttäuschungen erlebt haben. Einen Versuch ist es allemal wert. Positives Denken kostet nichts, und man kann jederzeit damit anfangen.

Die Wissenschaft nimmt das positive Denken übrigens schon seit Jahren genau unter die Lupe. In einer beeindruckenden Studie von Dr. Alia Crum und Dr. Ellen Langer aus Harvard wurde untersucht, wie Erwartungen auf den Körper wirken. Dazu wurden die Zimmermädchen eines Hotels in zwei Gruppen unterteilt. Der einen Gruppe wurde erzählt, ihre Arbeit sei ähnlich anstrengend wie anspruchsvoller Sport. Der anderen Gruppe wurde nichts Besonderes über ihre Arbeit mitgeteilt. Beide Gruppen machten den gleichen Job. Am Ende aber hatte die Gruppe, der man den Vergleich mit dem Sport erzählt hatte, abgenommen und einen niedrigeren Blutdruck! Ich finde diese Studie phänomenal. Sie zeigt nämlich sehr deutlich, was unsere Gedanken und Erwartungen bewirken können. Mein Tipp lautet: Stoppen Sie alle Gedanken, die Ihnen schlechte Erwartungen einflüstern!

Eckhart Tolles Buch fiel mir übrigens in einer Zeit meines Lebens in die Hände, in der ich sehr verzweifelt war. In meiner Brust war ein Knoten entdeckt worden, der gar nicht gut aussah. Es wurde eine Biopsie gemacht, dabei ging etwas verloren, und so musste ich zwei Wochen lang auf das Ergebnis warten. In der Zeit konnte ich keine Sekunde mehr an etwas anderes denken als daran, dass ich in ansehbarer Zeit womöglich sterben müsste. Das war vollkommen übertrieben, aber es war mir einfach nicht möglich, diese Gedanken anzuhalten. In meiner Vorstellung spielten sich die schlimmsten Szenarien ab, mein Kopfkino lief auf Hochtouren. Meine Kinder und meinen Mann sah ich jede Sekunde so an, als müsste ich bereits Abschied von ihnen nehmen. Die Sorgen, die ich hatte, brachten mich regelrecht um den Verstand. Ich sprach jedoch mit niemandem darüber, weil ich dachte: Warum soll ich meine Familie und Freunde so verrückt machen wie mich selbst? Das Einzige, was mir damals half, war besagtes Buch.

Die Biopsie zeigte dann Gott sei Dank, dass der Knoten harmlos war und meine Sorgen unberechtigt. Seitdem habe ich das Buch immer wieder gelesen und höre es in der *heavy rotation*. Manchmal sogar beim Joggen.

Meistens können wir unser Gedankenkarussell nicht anhalten. In unserem Kopf haust eine Stimme, die nonstop kommentiert, spekuliert, urteilt, vergleicht, vorausschaut und so weiter. Das Verrückte daran ist, dass diese Gedanken oft nicht das Geringste mit der Wirklichkeit zu tun haben.

Und wenn doch? Was, wenn der Knoten doch nicht harmlos gewesen wäre? Wie man in solchen Ausnahmesituationen wirklich reagiert, kann man schlecht vorhersagen. Aber eins weiß ich ganz sicher: Geholfen hätten mir die Angst und die panikhaften Vorstellungen nicht. Sie hätten mich niemals auf den Ernstfall vorbereiten können. Zuversicht hätte geholfen, der Glaube an meine Kraft, die Berge versetzen kann. Der Halt, die Liebe meiner Familie, die Unterstützung von Freunden. Alles positive Dinge.

Übrigens: Menschen, die schwer krank sind, berichten oft davon, wie sie gelernt haben, die wenigen guten Augenblicke während ihrer Krankheit auszuschöpfen und vollauf zu genießen. Und wie sehr sie sich wünschen, sie hätten es schon früher getan.

***

Die Gedanken zu kontrollieren ist natürlich nicht leicht. Ich habe immer wieder Phasen, in denen ich komplett unbewusst durchs Leben laufe und es meiner inneren Stimme durchgehen lasse, wenn sie mich fertigmacht mit ihren unrealistischen Ansprüchen an mich, mit unbegründeten Sorgen und Ängsten.

Wenn es mir aber gelingt, in genau diesen Phasen zu beobachten, welche Gedanken in meinem Kopf herumschwirren, geht es mir gleich besser. Und wenn ich dann wieder richtig »bei mir bin«, kann ich sogar über diese Gedanken lachen, wie bei der Sommerzeit-Mäusemagen-Geschichte.

Positiv denken bedeutet, den schlechten Gedanken ihre Macht zu nehmen. Das passiert in dem Augenblick, in dem Ihnen klar wird, was Sie denken. Bewusstheit ist das Zauberwort. Viele nennen es auch Achtsamkeit. Und nicht umsonst zahlen viele Firmen ihren Mitarbeitern inzwischen Kurse, in denen ebendas gelehrt wird.

Wer achtsam lebt, ist nämlich in der Regel gesünder, leistungsfähig und glücklicher. Zum Glück begreifen das immer mehr Menschen. Ich persönlich bedaure, dass man nicht schon Schulkindern Achtsamkeit beibringt. Meine Kinder kriegen das quasi täglich von mir zu hören, und ich habe das Gefühl, dass es ihnen in schwierigen Situationen auch wirklich hilft.

Wenn Sie damit noch nicht so richtig etwas anfangen können, erinnern Sie sich daran, dass Sie selbst garantiert schon *unbewusst* achtsam waren: in Momenten, wenn wir uns dessen bewusst sind, was wir gerade tun oder denken. Es fühlt sich ein bisschen so an, als beobachteten wir uns quasi von außen.

Das hat einen Riesenvorteil. Wir gewinnen nämlich ein winzig kleines Stück Abstand zu uns und unseren täglichen Dramen. Wenn uns zum Beispiel etwas oder jemand wütend macht, folgen wir nicht einfach unserem Instinkt und gehen lautstark an die Decke. Wir beobachten stattdessen, wie die Wut in uns hochschießt, wie unser Herzschlag sich beschleunigt, unsere Hände sich zu Fäusten ballen wollen und sich alles in uns verspannt. Dann können wir uns fragen, ob der Anlass das wert ist … und wenn nicht, können wir das Gefühl einfach gehen lassen, indem wir tief und bewusst ausatmen und dabei die Anspannung loslassen. Oder wir entscheiden uns bewusst für ein kontrolliertes und daher effektives Statement – eines, bei dem wir noch entscheiden können, was wir sagen, statt verbrannte Erde zu hinterlassen.

Am einfachsten kann man die Achtsamkeit üben, indem man sich ein paar Minuten Zeit nimmt und den Atem beobachtet, wie er durch die Nase einströmt, die Kehle hinunter, wie er kurz innehält und dann wieder heraufströmt, wärmer jetzt, und den Körper durch die Nase verlässt.

Probieren Sie es ruhig mal aus, sich zwei, drei Züge lang ganz auf den Atem zu konzentrieren. Und dann, wenn Ihnen das gelungen ist, kommt der Trick! Jetzt werden Sie zum Beobachter. Sie schauen von innen heraus zu, während Ihr Körper ganz von selbst atmet. Das Geheimnis liegt dabei in der winzigen Pause zwischen Ein- und Ausatmen. Dann, wenn der Körper von Ein- auf Ausatmung umstellt und Sie genau das beobachten. Dann wissen Sie: Sie sind nicht Ihr Atem. Da ist etwas, das weiter beobachtet – nämlich Ihr Bewusstsein. Ihre Achtsamkeit.

Wenn man immer mal wieder über den Tag verteilt seinen Atem beobachtet und achtsam ist, merkt man schnell, wie der Verstand davongaloppieren will. Auch das ist ganz natürlich. Und es wäre auch gar nichts daran auszusetzen, wenn die Gedanken positiv oder genial wären. Sind sie aber eher selten. Und sobald einem das bewusst wird, kann man daran arbeiten, sie zu beobachten wie den Atem.

Eckhart Tolle empfiehlt, sich zu fragen: »Woher kommt mein nächster Gedanke?« Ich liebe diese Frage. Ich nehme dann nämlich diese Pause wahr, die als NO-MIND-Zustand gilt. Manchmal nur für einen Augenblick, manchmal länger. Es ist faszinierend, wie gut das ut. Danach fühle ich mich erfrischt wie nach einem tiefen, gesunden Schlaf.

Wenn man den Presseberichten glauben darf, meditieren die erfolgreichsten Unternehmer der Welt. Selfmade-Milliardär Bill Gates zum Beispiel preist öffentlich, wie sehr Meditation ihm hilft, fokussiert und kreativ zu bleiben. Ich selbst habe neulich eine Frau kennengelernt, die durch Meditation ihre Migräne im Griff hat und seitdem keine Schmerzmittel mehr braucht. Es gibt alle möglichen Untersuchungen, die zeigen, wie positiv sich Meditation auf das Herz-Kreislauf-System auswirkt und auch auf unsere Hirnströme. Ich finde, das ist total logisch. Wenn wir uns fünf oder zehn Minuten am Tag Zeit nehmen und uns aus diesem Gedankenwirrwarr in unserem Kopf rausziehen, kann das nur gut sein. Man leert den Kopf, um Platz für Neues zu schaffen.

Eine andere Art der Meditation besteht darin, dass man versucht, die Gedanken anzuhalten und auf diese Weise zu verdrängen. Dabei konzentriert man sich zum Beispiel auf ein Mantra oder eine Kerze. Ich habe mal einen Fernsehbeitrag über eine Methode gedreht, bei der getanzt wird, um die Gedanken abzustellen. Ziel ist es, nur noch die Bewegung zu spüren und sich »auszutanzen«. Die Gruppe hat das sehr exzessiv getan, und ich habe mitgetanzt. Ich muss leider gestehen, dass ich dabei keinen Gedanken anhalten konnte, sondern die ganze Zeit kurz vorm Lachkrampf war. Schuld war mein Kameramann. Der stand vor mir, um mich zu filmen, und hat die ganze Zeit versucht, nicht über mich zu lachen. Das habe ich natürlich gemerkt, was das Ernstbleiben fast unmöglich gemacht hat. Wir haben diese Stunde mit äußerster Mühe durchgestanden und waren nachher auch im Ausnahmezustand…Vom Lachen.

Natürlich hatte die Tanzmeditation so gar keine Chance, mich in den Ommm-Modus zu versetzen. Ich habe die ganze Zeit nur eines gedacht: Lach jetzt nicht, Katja, sonst ist es vorbei mit deiner Beherrschung, und die Leute hier denken am Ende noch, du nimmst sie nicht ernst. Was definitiv nicht der Fall war. Ich habe über mich selbst gelacht bei dem Versuch, in Ekstase zu geraten.

Interessanterweise begreifen Frauen in den Wechseljahren besonders gut, wie wichtig es ist, aufzuräumen und Ballast loszuwerden, und zwar auch gedanklich. Vielleicht liegt es daran, dass wir plötzlich wieder mehr Zeit haben, uns selbst zu spüren. In all den Jahren davor waren wir in erster Linie darauf programmiert, wie ein Radar die Bedürfnisse unserer Familien auszuloten. Sicher kennen Sie Situationen, in denen Sie nahezu hellsichtig die Bedürfnisse der Kinder fühlen. Wenn sie noch Babys sind, wird man eine Minute vorher wach, bevor sie anfangen zu weinen. Hebammen-Schlaf nennt man das ganz besondere Muttergefühl.

Diese unerklärliche, wunderbare Verbindung bleibt bei vielen Müttern und Kindern ein Leben lang erhalten. Ich zum Beispiel höre nicht gut, weil ich seit meinem fünfundzwanzigsten Lebensjahr einen Tinnitus habe. Ich hatte immer Angst, dass ich nachts meine Kinder nicht hören könnte, wenn sie weinten. In Wirklichkeit hatte ich tatsächlich diesen Hebammen-Schlaf und bin fast immer vor ihnen wach geworden.

Wenn die Kinder größer sind und selbstständiger werden, lernt man loszulassen. Dann wird Raum frei, um sich wieder ein bisschen mehr um sich selbst zu kümmern. Viele Frauen in den Wechseljahren haben plötzlich das Bedürfnis, die eigene Seele intensiver zu spüren. »Die Suche nach dem Sinn des Lebens gewinnt eine neue Dringlichkeit, und wir beginnen, uns als potenzielle Gefäße für spirituelle Inhalte zu erfahren«, schreibt Dr. Christiane Northrup in *Weisheit der Wechseljahre*. Sie begründet es durch die hormonelle Veränderung in unseren Schläfenlappen. Das ist die Gehirnregion, die mit stärkerer Intuition verknüpft ist.

Ich habe schon immer ein gutes Bauchgefühl gehabt, aber seit ich in den Wechseljahren bin, erschrecke ich zum Teil über meine »Hellsichtigkeit«. Man denkt an jemanden, kurz darauf ruft er an – das kennen viele. Bei mir ist es inzwischen fast die Regel. In letzter Zeit hatte ich aber auch andere Eingebungen: Zum Beispiel dachte ich neulich an einen bestimmten Prominenten, und am nächsten Tag stand in der Zeitung, dass er sehr krank sei. Erlebnisse dieser Art häufen sich gerade bei mir. Manchmal finde ich das unheimlich, aber eigentlich ist es doch schön, dass wir mit zunehmendem Alter nicht nur weißer, sondern auch weiser werden.

Und ich bin da nicht die Einzige. Viele Frauen in meinem Alter bestätigen mir, dass sie sich über ihr besseres

Bauchgefühl wundern und freuen. Aber bitte denken Sie nicht, dass ich mich wirklich als »hellsichtig« bezeichnen würde. Ich glaube, jeder hat die Fähigkeit, mehr zu spüren. Man muss nur offen sein, es zulassen und nichts Besonderes da hineininterpretieren.

Seitdem mir das klar ist, ist mein Bauchgefühl mein bester Coach! Wenn ich vor einer schwierigen Wahl stehe, höre ich intensiv in mich hinein, und meistens treffe ich dann die richtige Entscheidung. Kein Hexenwerk! Man muss nur sich selbst vertrauen. Ich versuche auch oft, mir vorzustellen, was ich mir wohl raten würde, wenn ich nicht ich selbst, sondern eine Freundin wäre, die mich um Rat fragt.

Vor allem aber versuche ich, mich durch schlechte Gedanken nicht mehr verrückt machen zu lassen. Dabei hilft mir auch Sport.

Mein Geheimnis **Nr. 5**

Das Allerwichtigste: POSITIV denken! Ich achte auf meine Gedanken und stoppe sie, wenn sie eine negative Richtung nehmen. Und das ist mein größter Tipp an alle, die sich ein besseres, schöneres und glücklicheres Leben wünschen!

SPORT

Für mich ist Sport das Lebenselixier schlechthin. Ich habe das große Glück, dass ich mich wirklich gern bewege und eher mies drauf bin, wenn ich mein Sportprogramm nicht durchziehen kann. Wenn nichts dazwischenkommt, sieht eine typische Woche bei mir derzeit so aus: Ich gehe zweimal zum Bodypump, einmal zum Yoga und laufe zweimal je etwa zehn Kilometer.

Ich weiß, jetzt rollen viele mit den Augen und denken: Dafür habe ich keine Zeit. Glauben Sie mir, auch für mich ist es schwierig, das durchzuziehen. Auch ich finde die Couch oft verlockender als das Fitnessstudio, und wenn ich nach einem Achtstundentag nach Hause komme, stehen noch tausend Dinge an. Aber von nix kütt nix, sagt man bei uns in Köln, und das ist leider wahr.

Und auch, wenn es keiner hören will: Eine Stunde Zeit hat fast jeder am Tag. Vor allem, wenn die Kinder schon aus dem Gröbsten raus sind. Meine Kurse finden abends um achtzehn Uhr statt, das kriege ich ganz gut hin. Laufen kann ich, wann immer ich Zeit habe. Und das Yogastudio ist bei mir um die Ecke. Das klingt jetzt so, als wäre ich eine fürchterlich disziplinierte Vorzeigeturnerin. Bin ich nicht, leider. Es gibt viele Situationen in meinem Leben, wo Disziplin für mich das größte Fremdwort ist. Wie Sie vielleicht schon gemerkt haben, liebe ich Kartoffelchips und bin fast schon süchtig. Das ist keine Koketterie. Ich wechsle die Supermärkte, weil es mir peinlich ist, dass ich ständig so viele Tüten von einer speziellen Sorte kaufe. Ich schaffe es aber einfach nicht, mir die abzugewöhnen. Und wir sprechen hier nicht von ab und zu mal einer Hand voll. Nein, ich esse regelmäßig zwei Tüten an einem Abend! Neulich habe ich mehrere Tage lang tagsüber nur zwei Eiweißshakes zu mir genommen und abends dann – Sie können es sich denken – zwei Tüten Chips. *Shame on me!* Ich schäme mich wirklich dafür, vor allem, weil das eine so idiotisch ungesunde Kombination ist. Und auch, weil ich meinen Kindern immer Predigten über gesunde Ernährung halte. Da wir gerade beim Schämen sind, erinnere ich Sie an die Poststapel auf meinem Schreibtisch… Ich hasse Büroarbeit. Sie wollen nicht wissen, wie oft ich den Gerichtsvollzieher noch gerade eben davon abgehalten habe, wegen eines unbezahlten Knöllchens vor meiner Tür zu stehen. Sie können sich sicher vorstellen, wie viel Verständnis mein Mann für meine Post-Aversion hat. Ein unendliches Thema, über das er mir immer wieder den immer gleichen Vortrag hält. Einfach die Post aufmachen, ordnen, abarbeiten. Ja, ja, ja…

Was ich Ihnen damit sagen will: Ich bin weit davon entfernt, perfekt zu sein. Haben Sie möglicherweise eh nicht von mir gedacht und ist auch definitiv nicht so.

Sport allerdings ist einfach meins, und ich bin sicher, dass meine Chips-Exzesse nur deshalb einen eher begrenzten Schaden anrichten.

Gut möglich, dass in mir mal eine echte Leistungssportlerin geschlummert hat, aber in dem Dorf, in dem ich aufgewachsen bin, gab es nur einen Fußballverein für Jungs. An der Stelle greift mein positives Denken: Wäre ich zum Leistungssport gekommen, hätte ich heute bestimmt gesundheitliche Probleme. Nur gut, dass ich in meiner Kindheit bloß Kopfstand im Wohnzimmer gemacht habe.

Fest steht aber: Ich liebe Sport, und ich brauche die

Bewegung. Ich bin sogar so verrückt darauf, dass ich neulich lange überlegt habe, ob ich bei der Hammer-Show *Ninja Warrior* bei RTL mitmachen soll. Hätte ich nicht Angst um meine Schulter, die operiert wurde und für mein normales Sportprogramm fit genug ist, nicht aber für all die Hangelei, die für *Ninja Warrior* vonnöten ist, dann hätte ich mich dieser Herausforderung mit großer Lust hingegeben. Ich will Ihnen nicht einreden, dass Sie genauso sportversessen werden müssen wie ich. Aber: Wenn Sie noch keinen Sport treiben, sollten Sie spätestens in den Wechseljahren damit anfangen. Erstens, um sich vor Osteoporose zu schützen (siehe Kapitel 3), und zweitens auch, um Ihren Grundumsatz zu erhöhen.

Viele wundern sich, dass sie in den Wechseljahren stetig zunehmen, ohne unbedingt mehr zu essen. Das ist leider kein Wunder und ist mir auch passiert. Unser monatlicher Zyklus und die Fruchtbarkeit sind wahre Kalorienfresser. Es kostet den Körper eine unglaubliche Energie, diesen Prozess am Laufen zu halten. Fällt der monatliche Kraftakt weg, verbrennen wir automatisch viel weniger Kalorien. Das ist das Geheimnis um den lahmer werdenden Stoffwechsel in den Wechseljahren! Bis auf einige Ausnahmen gilt deshalb für Frauen ab fünfzig: Wenn Sie Ihre Figur halten wollen, müssen Sie weniger essen und dafür sorgen, dass Sie mehr Kalorien verbrennen. Mit anderen Worten: Sport machen. Und ich verrate Ihnen gleich noch eine sehr unschöne Wahrheit zum Thema Gewicht: Jeder Tropfen Alkohol macht uns ab einem gewissen Alter fett. Alkohol regt die

Aromatase an. Das ist ein Enzym, das die Umwandlung von Androgenen in Östrogen im Gewebe ankurbelt. Natürlich habe ich Professor Huber gleich danach gefragt, ob wir denn nicht einfach mehr Wein trinken könnten, statt Östrogen einzunehmen. Nein, so läuft es leider nicht. Mal ganz abgesehen davon, dass zu viel Alkohol ja auch keine Lösung ist.

Das Gewebe wird durch Alkohol »größer«. Das heißt, jedes Weinchen regt den Fettaufbau an und lässt uns schnell aufgedunsen aussehen. Ich weiß, dies ist keine gute Nachricht. Das muss natürlich nicht heißen, dass man in den Wechseljahren gar keinen Alkohol mehr trinken darf. Aber Sie sollten eben wissen, was das ein oder andere Glas Wein/Prosecco/Bier/Aperol-Spritz und so weiter bewirkt und dass Vorsicht geboten ist. Alkohol hat nicht nur zusätzliche Kalorien, er lässt uns tatsächlich anschwellen. Wassereinlagerungen sind eh ein Thema in den Wechseljahren. Wenn ich Wein mit zu viel Säure und Schwefel trinke, sehe ich am nächsten Tag schrecklich aus. Zum Glück vertrage ich nix und bin nach einem Glas schon bedient. Und noch etwas: Alkohol macht Lust auf Kohlenhydrate. Wenn ich von einer Party komme und dann doch mal ein Glas mehr intus habe, lande ich regelmäßig am Süßigkeitenschrank.

Ganz wichtig: Mir ist mein Gewicht nicht egal. Aber es gibt auch Frauen, die sagen: Ich bin jetzt über fünfzig, und fünf oder zehn Kilo mehr auf den Hüften sind mir vollkommen wurscht! Wunderbar! Curvy ist in, und das ist allerhöchste Zeit! Das Wichtigste ist, dass sich jede einzelne Frau in ihrer Haut wohlfühlt! Meine glücklichste Freundin sagt:»Ich bin jetzt älter, und da darf sich meine Figur verändern. Ich habe überhaupt kein Problem damit!« Ich verneige mich vor ihr und bewundere ihre komplett gechillte Art.

Wenn Sie aber Spaß an Sport und Bewegung haben – hier kommen meine Tipps.

BODYPUMP

Ich habe keinerlei Verträge und werde auch nicht dafür bezahlt, dass ich Bodypump super finde. Nichts dergleichen. Ich kann Ihnen diese Kurse einfach nur empfehlen. Ich zahle fürs Fitnessstudio zwanzig Euro im Monat, da kann man doch nicht meckern. Viele Studios bieten Bodypump an. Suchen Sie sich einfach eins in Ihrer Nähe aus, und machen Sie mal ein Probetraining.

Bodypump ist ein Ganzkörper-Langhanteltraining zu Musik. Zu Beginn eines Kurses schnappen sich alle eine Langhantel, Gewichte und eine Matte für die Bodenübungen. Sie selbst bestimmen, wie viele Gewichte Sie sich auf die Stange packen. Deshalb ist dieser Sport meiner Meinung nach für jeden geeignet, der gesund ist. Sollten Sie Knie- oder Rückenprobleme haben, fragen Sie bitte vorher Ihren Arzt. Dann empfehle ich Ihnen, eine andere Kraftsportart zu finden, um Ihre Knochen stark und Ihren Körper geschmeidig zu halten.

Beim Bodypump werden im Laufe einer Stunde alle wichtigen Muskelgruppen beansprucht: Beine, Arme, Bauch, Rücken. Das Ganze läuft nach einer bestimmten Choreografie ab. Der Trainer macht's vor, alle machen mit. Nach ein paar Monaten gibt's eine neue Choreografie, damit es nicht langweilig wird.

Nach dem Kurs fühle ich mich immer, als hätte ich einen Ganzkörper-Shape-Anzug an, und ich habe wirklich das Gefühl, dass Bodypump strafft. Wenn Sie keine Osteoporose bekommen wollen, sollten Sie sich unbedingt mit Gewichten anfreunden. Ich sehe bei meiner Mutter, wie schlimm Osteoporose Menschen im Alter einschränken kann. Das möchte ich nicht erleben. Und: Ich finde, Muskeln sehen einfach super aus! Schauen Sie sich mal die Arme von Michelle Obama an...

JOGGEN

Für mich ist Joggen die Top-Sportart schlechthin. Man kann überall und zu jeder Tageszeit laufen, braucht als Equipment nur ein paar gute Laufschuhe, und schon kann's losgehen. Beim Laufen kriege ich den Kopf frei, bin an der frischen Luft, spüre die Natur, bestimme selbst mein Tempo, verbrenne die meisten Kalorien. Es ist einfach eine natürliche Fortbewegungsart.

Wenn Sie mit dem Joggen anfangen wollen, halten Sie sich erst mal an die Regel »Laufen, ohne zu schnaufen«. Fühlen Sie in sich hinein, und starten Sie, indem Sie ein paar Minütchen locker laufen, anschließend gehen Sie wieder. Dann wieder laufen und immer so weiter. Zwanzig Minuten für den Anfang sind genug. Anschließend steigern Sie Ihr Laufpensum so, wie Sie möchten und solange Sie sich dabei wohlfühlen.

Am besten ist es, wenn das Anziehen der Laufschuhe an bestimmten Tagen für Sie genauso selbstverständlich wird wie das Zähneputzen. Sie werden ganz schnell Erfolge spüren, sich fitter fühlen und weniger schnell aus der Puste kommen. Irgendwann sollten Sie die Komfortzone dann auch verlassen und ein paar Tempo-Einheiten, Treppenläufe und Ähnliches einbauen. Ein echtes Erlebnis ist es, bei großen Läufen mitzumachen. Das muss kein halber oder ganzer Marathon sein. Es gibt unzählige kleinere Läufe das ganze Jahr über. Suchen Sie sich einen aus, der zu Ihnen passt. Es ist einfach toll, mit so vielen Gleichgesinnten auf der Strecke zu sein.

Es ist natürlich auch möglich, dass Sie null Spaß am Joggen haben oder aus gesundheitlichen Gründen nicht laufen sollten. Dann versuchen Sie es mit Radfahren oder Schwimmen. Nordic Walking ist auch eine prima Alternative. Meine Mutter hat mit achtzig damit begonnen, und es tut ihr gut. Auf jeden Fall sollten Sie eine Ausdauersportart wählen, wenn Sie an mehr Fitness interessiert sind.

Meine Frauenärztin sagte mal zu mir, ich sei mit meinem Sportprogramm meinen Hitzewallungen davongelaufen. Scheint so zu sein, denn ich hatte nie welche. Auch nicht, als meine Hormone im Keller waren. Bei meinen schlimmen Stimmungsschwankungen ging es mir jedes Mal besser, wenn ich gelaufen bin. Den inneren Schweinehund überwinden ist schwer, aber ein sensationelles Gefühl.

DIE SCHNELLE NUMMER ZU HAUSE

Manchmal gibt es natürlich Wochen, in denen ich mein Sportprogramm nicht hinbekomme, dann mache ich zu Hause die Klassiker.

- 3 Sätze Liegestütze (Sie können mit einem Liegestütz anfangen, das ist vollkommen in Ordnung, dann machen Sie ein Päuschen, noch einen, wieder ein Päuschen und dann den dritten)
- 3 Sätze Kniebeugen (ebenfalls nur eine, wenn Sie erst anfangen mit der Fitness)
- 3 Sätze Dips (mit dem Rücken vor eine Treppenstufe oder Ähnliches hocken und mit den Armen hoch und runter drücken, kräftigt den Trizeps gegen Winkeärmchen).

Die beste Bauchübung sind übrigens nicht Sit-ups, sondern die Planke (Unterarmstütz mit gestreckten Beinen) – halten Sie sich, so lange Sie können, und dann noch zehn Sekunden länger. Vielleicht schaffen Sie erst nur eine Runde, nach einer Woche vielleicht schon zwei und einen Monat drauf zwei mit zwei Wiederholungen. Sie werden schnell spüren, wie Ihnen das guttut.

Inzwischen gibt es jede Menge Apps, die unterschiedliche Übungen zeigen. Passen Sie auf, welche Sie wählen, denn einige sind nicht kostenlos. Da haben Sie schneller ein Abo am Hals, als Sie denken…

Noch ein Tipp: Versuchen Sie, eine Freundin zu überzeugen, mit Ihnen gemeinsam Sport zu machen. Erstens macht es mehr Spaß zu zweit, und wenn eine mal keine Lust hat, ist die andere der Motor und umgekehrt. Ich absolviere meine Wochenendläufe fast immer mit meinen Freundinnen. Wir sind zwar nicht die Schnellsten, aber wir laufen unsere zehn Kilometer und verbrennen dabei gut und gerne fünfhundert bis siebenhundert Kalorien. Ich habe eine Fitnessuhr, die das haarklein aufzeichnet. Nach dem Laufen auf die Anzeige zu sehen ist ein unbeschreiblich gutes Gefühl!

Wenn wir schon beim Thema Sport und Kalorien sind, dann sollten wir kurz über Ernährung und Gewicht sprechen. In den Wechseljahren gibt der Körper freiwillig kein Gramm Fett mehr her. Das Gewicht zu halten ist schon schwierig, abzunehmen eine Kunst. Früher habe ich mal einen Tag weniger gegessen, und zack, war ein Kilo weg. In den Wechseljahren esse ich eine ganze Woche lang wenig und verliere nicht mal hundert Gramm. Echt frustrierend! Bei mir sind es vor allem die frühen Nachmittagsstunden, in denen ich Zucker brauche und leider auch nahezu täglich schwach werde. Nach der Arbeit ist bei mir nämlich erst mal die Luft raus, die Stresshormone Serotonin und Cortisol sinken. Dann verlangt eher mein Gehirn als mein Magen nach Belohnung. Kuchen, Teilchen, Knabbereien, ich habe plötzlich Lust auf alles, was dick macht. Das ist leider typisch, und da muss ich echt auf mich aufpassen.

Generell gilt, wenn Sie abnehmen wollen: Zucker vermeiden, abends keine Kohlenhydrate. Aber machen Sie nicht den Fehler, den ganzen Tag nichts zu essen und sich dann am Nachmittag oder Abend vollzustopfen. Das passiert mir leider viel zu oft. Ich kann während der Arbeit sehr gut auf Essen verzichten, aber irgendwann am Nachmittag kommt dann der ganz große Hunger. Suchen Sie sich ein Ernährungskonzept, das zu Ihnen und Ihrem Alltag passt.

Ich kann Ihnen aus meiner und der Erfahrung etlicher Freundinnen und Kolleginnen noch einen kleinen Geheimtipp geben: die Khou-Khii-Kur. Auch hier möchte ich Ihnen sagen, dass ich keinerlei Werbegeld oder Ähnliches bekomme, wenn ich davon erzähle. Ich habe aber damit neulich meine fünf Wechseljahrskilo verloren. Lena Ahmadi-Khouki hat diese Kur entwickelt und besonders große Erfolge bei Frauen mit Hormonproblemen zu verzeichnen. Man muss die ersten drei Tage richtig reinhauen und viel Fett essen. Dann beginnt die Diät-Phase, wobei man dreimal täglich vor den Mahlzeiten den sogenannten »Act ii vato« einnimmt. Das sind spezielle Kügelchen (gelten als verkehrsfähiges Lebensmittel), die die Fettzellen »öffnen« sollen und den Hunger nehmen. Klingt merkwürdig, ich weiß. Aber es funktioniert. Obwohl man bei der zweiwöchigen Kur nur etwa 800 Kalorien pro Tag zu sich nimmt, hat man keinen Hunger. Danach folgt eine Woche mit wenig Kohlenhydraten. Ich habe wie gesagt fünf Kilo damit verloren, eine Freundin in den vierzehn Tagen neun Kilo.

Ansonsten schwöre ich auf Dinner-Cancelling ein Mal pro Woche. Das heißt: ab siebzehn oder achtzehn Uhr nichts mehr essen. Das ist leider total ungesellig der Familie gegenüber und zugegeben auch hart. Aber wenn Sie es einmal geschafft haben, werden Sie sich wundern, wie frisch und gut aussehend Sie am nächsten Morgen aus dem Bett steigen. Während des nächtlichen Hungers produziert der Körper nämlich plötzlich viel mehr Wachstumshormone als sonst. Das macht schlank und schön.

KAPITEL 6
MÄNNER UND DIE WECHSELJAHRE

Bevor wir uns dem erbaulichen Thema *No more bullshit!* zuwenden, lohnt es sich, einen Blick auf die Männer zu werfen. Als Partner, Kollegen, Vorgesetzte und beste Freunde bekommen sie unsere Wechseljahre ja nicht nur teils hautnah mit, sondern oft haben sie selbst auch welche – die sie allerdings lieber Midlife-Crisis nennen. Dazu später mehr.

Fragen wir uns also erst einmal: Wie sehen uns eigentlich die Männer in unseren Wechseljahren? Haben sie Verständnis? Das lässt sich leider nicht einfach so mit Ja oder Nein beantworten und ist für beide Seiten entscheidender, als wir denken. Das Thema beschäftigt mich ja jetzt schon seit einigen Monaten, und viele Freunde und Kollegen haben mitbekommen, worüber ich gerade schreibe. Eine typische Reaktion bei Frauen lautet:»Ach, echt? Du schreibst über Wechseljahre? Ich glaube, bei mir ist es auch so weit. Ich habe aber irgendwie Angst, Hormone zu nehmen. Erzähl doch mal. Wann kommt dein Buch? Das muss ich unbedingt lesen!«
Typischer Dialog mit Männern:»Wechseljahre... ach so...«, und: Ende des Gesprächs.

Wechseljahre… ach so… Ich lache mich jedes Mal innerlich kaputt!

Wechseljahre sind für Männer ein fast noch schwierigeres Thema als für Frauen. Die Männer der Frauen, die sich gerade in den Wechseljahren befinden, sind im Durchschnitt schon alle deutlich über fünfzig, eher sogar sechzig plus. Im Prinzip sind sie die erste Generation sogenannter moderner Männer. Das heißt, sie sind in Frauenfragen nicht verklemmt oder verschämt. Sie haben kein Problem damit gehabt, uns Tampons und Binden zu kaufen, und haben uns durch die Schwangerschaften begleitet. Viele waren sogar mit in den berühmt-berüchtigten Hechelkursen. Sie hielten uns Händchen bei den Geburten. Windelnwechseln war für sie so selbstverständlich wie Fläschchengeben. Sie sind im Prinzip genauso offen geblieben wie wir, ihre Frauen. Prinzipiell kann man über alles mit ihnen reden. Nun ja, fast.

Die Wechseljahre nämlich sind ein Thema, bei dem die Small-Talk-Kapazität der meisten Männer deutlich an ihre Grenzen gerät. Ich habe damit gar kein Problem, und ich verstehe das auch. Hinzu kommt, dass in #metoo-Zeiten Männer sich schneller in die Nesseln setzen, als sie gucken können. So wichtig die Bewegung für uns Frauen auch ist, so sind seitdem manche Gespräche zwischen Männern und Frauen, die sich nicht gut kennen, doch verkrampfter geworden. Männer sind sich nicht mehr sicher, welche Komplimente und welche Scherze sie noch machen dürfen. Nach dem Motto »Vorsicht ist die Mutter der Porzellankiste« halten sich viele dann eben lieber zurück. Erst recht, wenn es um das Thema Wechseljahre geht. Natürlich will man als Frau darüber auch nicht unbedingt mit fremden Männern reden. Bei den Wechseljahren haben wir als Erstes diesen intimen Aspekt der körperlichen Veränderung im Kopf, der auch etwas mit dem Altern zu tun hat. Aber wie wir ja bereits wissen, sind die Wechseljahre noch viel mehr. Gerade die innere Veränderung ist auch für Männer total spannend und durchaus ein gutes Unterhaltungsthema. Aber so weit sind wir im Allgemeinen noch nicht. Im Allgemeinen, wohlgemerkt.

In der Zwischenzeit habe ich mit vielen Männern darüber gesprochen und war erstaunt, wie interessiert sie waren und welche anregenden Gespräche sich ergeben haben.

Meist ist der Begriff »Wechseljahre« für Männer noch diffuser, als er für viele Frauen ist. In der Regel (höhö) sind wir Frauen ja auch Meisterinnen der Verschleierung. Nicht jede Frau redet mit ihrem Partner offen über ihre Befindlichkeiten, schon gar nicht, was Menstruationsbeschwerden, PMS und hormonelle Schwankungen angeht. Noch unsere Großväter sind damit aufgewachsen, dass es eben Frauensachen gab, die sie nichts angingen. Meine jüngste Tochter hat gerade Pubertätsunterricht in der Schule, und zwar getrennt von den Jungs. Im Jahr 2019 sind pubertierende Jungen und Mädchen offenbar immer noch nicht in der Lage, sich konzentriert anzuhören, welche Entwicklung ihre beiden Geschlechter aktuell und zukünftig durchmachen. Ist es da ein Wunder, dass erwachsene Männer auch nichts oder nicht viel über die Wechseljahre von Frauen wissen? Ich finde nicht!

Das Wort »Hitzewallungen« hat jeder schon mal gehört. Das abwertende Wort »Hysterie« fiel auch das ein oder andere Mal, als ich Männer zu dem Thema befragt habe. In grauer Vorzeit dachte man, die Gebärmutter, griechisch *hystera*, wandere suchend durch den Körper, wenn sie nicht regelmäßig mit Sperma gefüllt würde. Dann würde sie sich schließlich am Gehirn festbeißen, und das führe zu hysterischem Verhalten. Das hat man wirklich mal gedacht! Alles rund um den Begriff »Hysterie« ist also schon von seiner Geschichte her problematisch. Aber das nur am Rande.

Wenn wir Frauen in die Wechseljahre kommen, ist das natürlich in erster Linie für uns selbst spürbar, aber uns fällt sicher kein Zacken aus der Krone, wenn wir zugeben, dass diese Phase auch für unsere Partner nicht leicht ist. Meistens bekommt unser weiteres Umfeld gar nicht richtig mit, was wir da so alles durchmachen. Wir lassen uns nun mal nicht krankschreiben, weil wir Wechseljahrsbeschwerden haben, egal, wie es uns gerade geht. Und wir beschweren uns in der Regel auch nicht bei Kollegen oder bei Bekannten, wenn diese ganzen Wallungen, Verstimmungen und der innere Aufruhr uns verrückt machen. Der Partner aber kriegt das natürlich mit – und leider auch oft ab.

Mein eigener Mann hatte so einen Verdacht, als ich mit fünfzig meine Krise hatte. Da ich selbst noch nicht mal ahnte, dass ich in die Wechseljahre kam, sprang ich ihm fast ins Gesicht, als er mal leise eine diesbezügliche

Vermutung anstellte. Das klang dann etwa so: »Wenn ich dich und dein Verhalten kritisiere, unterstellst du mir, ich sei in den Wechseljahren. Das ist ja wohl das Allerletzte. Statt dich selbst mal zu hinterfragen, behauptest du, ich hätte Hormonschwankungen, die an allem schuld wären!«

Ich habe lange überlegt, ob ich das so hier in meinem Buch schreiben soll. Aber unser damaliger Streit zeigt eben die typischen Vorurteile und damit das Dilemma der Wechseljahre. Männer denken, wir Frauen seien in der Phase ausschließlich »zickig« und »unausstehlich«, genau wie Mädchen in der Pubertät. Ja, wir sind durchaus mal »zickig« und »unausstehlich«, aber wir sind auch mehr als das. Wir suchen einen neuen Weg für uns. Neue Grenzen. Neue Aufgaben. Neue Lebenspläne. Neue Wertvorstellungen. Genau wie Mädchen in der Pubertät.

Mein Mann hat das Hormonprogramm zu dem Zeitpunkt hoch drei erlebt: ich in den Wechseljahren, unsere damals fünfzehnjährige Tochter in der Pubertät und die damals Zehnjährige in der Vorpubertät. Oft hat er in der Zeit versucht, wie die Schweiz zu sein. Also neutral. Hat aber nicht viel genutzt. Generell war bei uns damals wirklich oft und heftig Feuer unterm Dach.

Ich habe ihn neulich gefragt, wie er die Zeit im Nachhinein betrachtet…

Szenario: *Wir beide in der Küche. Er am Kochen, ich seine Schnippel-Hilfe. Er ist ja Wiener, deshalb der österreichische Zungenschlag.*

Ich: Bald erscheint ja jetzt mein Buch. Wie hast du mich denn erlebt in dieser heftigen Phase, als ich selbst noch nicht wusste, was mit mir los ist?

Er *(lässt kurz vom Fisch ab):* Furchtbar! Du warst früher nie launisch und dann von jetzt auf gleich wie eine Rakete, die jederzeit hochgehen kann. Außerdem wahnsinnig unentschlossen. Ich weiß noch, wie wir damals unseren Sommerurlaub geplant haben. Abends hatten wir uns auf Frankreich geeinigt, am nächsten Morgen wolltest du nicht mehr an den Strand, sondern lieber zum Wandern an den Himalaja. Und die Woche drauf alleine zum Yoga nach Bali.

Ich: Es ging mir halt nicht gut, ich kannte mich ja selbst gar nicht mehr, und mir war plötzlich alles zu viel. Zu sagen, wo ich in drei Monaten Urlaub machen will? Ein Unding!

Er: Ich weiß, aber als ich dir geraten habe, mal zum Arzt zu gehen, weil es die Wechseljahre sein könnten, bist du ausgezuckt.

Ich *(hacke heftiger auf den Kräutern rum):* Kein Wunder, dass ich ausgeflippt bin. So wie du es gesagt hast, klang es ja auch nach: Geh mal zum Psychiater!

Er: Und wenn ich das gesungen hätte, hättest du dich aufgeregt. Egal, wie ich etwas gesagt habe, jeder Ton war falsch. Du hast bei jedem Schaß den großen Rundumschlag gemacht. Es ging nie nur um ein einziges Thema, du hattest plötzlich an allem was auszusetzen, und man konnte überhaupt nicht nachvollziehen, was denn auf einmal los war.

Ich *(beobachte meine Gedanken, um schön ruhig zu*

bleiben): Deine Zeitschriften-Haufen im Flur zum Beispiel haben mich seit Jahren genervt. Ich konnte sie auf einmal nicht mehr ertragen.

Er: Dein plötzlicher Aufräumwahn war ja auch grenzwertig...

Ich: Kannst du nicht verstehen, dass man wenigstens außen Ordnung haben will, wenn innen das Chaos tobt?

Er *(zieht dem Fisch weiter die Haut ab):* Naa.

Ich *(köpfe die Tomaten für den Salat):* Super, das meine ich! Ich habe dir das mit den Zeitungen schon tausendmal gesagt. Und was ist passiert? Nix! Seitdem ich getobt habe, mistest du sie wenigstens hin und wieder aus. Wobei es gerade wieder mal an der Zeit wäre...

Er: Meine Mutter hat immer gesagt: »Deine Probleme möcht ich haben und dem Rothschild sein Geld.«

Ich *(hole den Essig fürs Dressing aus dem Schrank):* Fang nicht schon wieder so an! Denkst du etwa, dass das alles Pseudo-Probleme waren, die ich damals angesprochen habe?

Er: Nicht alle, aber viele.

Ich: Immerhin haben meine Wechseljahre dazu geführt, dass wir unsere »Baustellen« angegangen sind! Wir haben uns nach diesen heftigen Krächen *wirklich* mit uns auseinandergesetzt und uns nicht nur so larifari von einem Krach zum nächsten gehangelt.

Er: Das stimmt. War aber erst möglich, nachdem du hormonell wieder auf der Spur warst.

Ich: Schon, aber die Probleme, die ich in meiner hormonkritischen Zeit auf den Tisch gepackt habe, existierten nun mal und waren kein hormonell verursachtes

Hirngespinst. Da wir gerade dabei sind: Wie war das denn in meinen Schwangerschaften für dich? Da war ich ja oft auch sehr sensibel und schnell eingeschnappt. Da hattest du von Anfang an mehr Verständnis!

Er: Das kann man als Mann ja auch besser nachvollziehen. Da wächst ein Kind in dir! Das sieht man ja schon! Jeder Mann weiß, dass Frauen dann für einen gewissen Zeitraum empfindlich sind. Man kann sich darauf einstellen. Nach neun Monaten ist es wieder vorbei. Und es ging ja auch um mein Kind. Bei den Wechseljahren ist es anders. Man weiß nicht, wann es vorbei ist. Es hat mit einem persönlich nichts zu tun. Es kommt aus heiterem Himmel, und man fragt sich: Was ist denn jetzt mit meiner Frau los?

Ich: Dir ist schon klar, dass da so was mitschwingt wie: Warum spinnt meine Frau auf einmal so?

Er *(zuckt mit den Schultern und entfernt eine Gräte aus dem Fisch)*: Ja! Ist ja auch so …

Ich: Kannst du dir vorstellen, dass es dadurch noch schlimmer wird? Ich hatte ja selbst das Gefühl, dass ich plötzlich einerseits spinne, andererseits aber wirklich die Faxen dicke habe von deinen Zeitungsstapeln, deinen Vorträgen übers Essen und anderen Dingen, die ich nicht öffentlich thematisieren will.

Er: Ja, kann ich mir vorstellen, aber es hätte auch nichts geholfen, wenn ich so getan hätte, als würde ich das gut finden.

Ich *(verrühre hochkonzentriert Essig und Öl)*: Und jetzt? Wie erlebst du mich mit Hormonen?

Er *(sieht mich von der Seite an)*: Wieder so wie früher,

aber trotzdem verändert. Positiv. Du bist jetzt cooler, ehrlicher – und für mich tatsächlich auch noch attraktiver.

Ich *(Glotzaugen-Emoji):* DANKE für die Blumen.

Er: Apropos Blumen… Ich war neulich echt sott, als du mir gesagt hast, wie sehr du Rosen hasst, so hat mich das geärgert. Da bringe ich dir jahrelang welche vom Markt mit, und erst jetzt sagst du mir, dass dir Tulpen viel lieber sind.

Ich: Ja! Habe ich mir jahrelang verkniffen, weil ich dich nicht vor den Kopf stoßen wollte. Ich hasse es schon, diese kurzen Rosen mit den vielen Blättern anzuschneiden, weil ich mich jedes Mal an den Dingern steche. Bist du jetzt geschockt?

Er: Na ja, Rosen schenken heißt ja was…

Ich: Awwww… Wolltest du damit etwa immer sagen, dass du mich liebst?

Er: Wos sonst?

Krass, oder? Das war mir echt nicht klar, und ich schäme mich dafür. Ich dachte, er bringt reflexartig Rosen mit, weil er das seit Jahren so macht. Gut, dass wir darüber gesprochen haben! Über die Rosen und die Hormone gleich mit dazu. Vielleicht schwenke ich doch wieder um und lasse mir statt Tulpen wieder Rosen mitbringen.

Mein Mann und ich haben zum Glück wieder die Kurve gekriegt, wie man so schön sagt. Natürlich streiten wir nach wie vor. Heftig und laut. Aber wir können über uns lachen, und wir wissen, dass wir zusammenbleiben wollen.

***

Natürlich war ich neugierig, wie andere Männer ihre und fremde Frauen in den Wechseljahren sehen. Ob sie ihre ähnlich erlebt haben wie mein Mann mich? Oder ganz anders? Ob sie mehr oder weniger Verständnis hatten? Ich habe mit einigen Freundinnen darüber gesprochen, ob ich ihre Männer fragen darf. Und ich habe tatsächlich auch im Umfragestil wildfremde Männer auf der Straße angesprochen. Hier ist eine kleine Auswahl ihrer Antworten.

Stefan (62), Angestellter im öffentlichen Dienst
Meine Frau war immer sehr ausgeglichen. Haushalt, ihren Halbtagsjob als Sprechstundenhilfe und die beiden Kinder, das hat sie immer alles gut unter einen Hut bekommen. Als sie Ende vierzig war, brauchte ihre Mutter plötzlich mehr Hilfe, und meine Frau musste für sie mit einkaufen, öfter zu ihr fahren. Pro Strecke waren das jedes Mal zwanzig Kilometer. Ich merkte, wie meiner Frau das verständlicherweise alles zu viel wurde. Wir engagierten eine Putzhilfe, damit meine Frau wenigstens zu Hause etwas entlastet wurde. Aber sie wurde immer nervöser, schlief schlecht und wachte nachts schweißgebadet auf. Einmal saß sie morgen um vier Uhr weinend im Bett und schluchzte: »Ich kann nicht mehr. Ich habe keine Kraft mehr.«

In der Nacht haben wir das Thema Wechseljahre zum ersten Mal angesprochen, und ich muss gestehen, wie überrascht ich davon war. Meine Frau hatte bis dahin kein einziges Wort darüber verloren, dass sie in den Wechseljahren ist, und ich hatte ihre Erschöpfung einfach auf die Belastung wegen ihrer Mutter geschoben. Jetzt eröffnete sie mir nach und nach, wie geschlaucht sie sich fühlte, wie diese Hitzewallungen ihr zusetzten und wie niedergedrückt sie war. Wir sind seit knapp dreißig Jahren glücklich verheiratet, für mich ist es selbstverständlich, dass ich meiner Frau in dieser Zeit beistehe. Ich muss allerdings sagen, dass ihr Zustand mir schon Angst machte. Meine Frau war immer ein nüchterner Mensch und besonnen, sie hat Probleme analysiert und dann angepackt. Sie so schwach und verletzlich zu erleben war ein völlig neues Gefühl für mich.

Hormone waren keine Option für meine Frau, weil es in ihrer Familie Brustkrebs gibt. Sie hat verschiedene homöopathische Mittel ausprobiert. Nach ungefähr einem Jahr ging es ihr bedeutend besser. Wir haben ihre Wechseljahre gemeinsam gut überstanden, aber es war keine leichte Zeit. Vor allem für meine Frau.

Olaf (56), Arzt
Meine Ehe hat die Wechseljahre meiner Frau leider nicht überstanden. Natürlich sind die Wechseljahre nicht schuld am Scheitern unserer Ehe, aber aus meiner Sicht waren sie der letzte Tropfen, der das Fass zum Überlaufen gebracht hat. Meine Frau ist sehr temperamentvoll und schnell zu begeistern. Einerseits hat sie

mich mit dieser Art immer mitgezogen, aber ich konnte auch oft nicht Schritt halten mit ihren Begeisterungsschüben für ständig neue Aktivitäten.

Als sie ziemlich genau um ihren fünfzigsten Geburtstag herum in die Wechseljahre kam, war unsere Ehe noch stabil, aber sie sagte mir oft, dass sie sich von mir nicht verstanden fühle. Meine Frau, die immer unterwegs war, quirlig war, für jeden ein offenes Ohr hatte, sich in diversen Ehrenämtern engagierte, oft Leute zu uns einlud, wurde plötzlich verschlossen. Ihre besten Freundinnen nervten sie mit einem Mal. Mit einer Freundin hat sie sich sogar komplett überworfen. Ich habe bis heute nicht ganz verstanden, warum eigentlich. Aus meiner Sicht ist meine Frau gerade ziemlich radikal. Sie legt sich aus heiterem Himmel mit allen möglichen Leuten an.

Meine Frau hatte schon immer ein Faible für Übersinnliches, ging zu Wahrsagern und Astrologen. Das, was früher eine Spielerei gewesen war, wurde auf einmal immer wichtiger für sie. Sie hat in letzter Zeit diverse Sinn-Suche-Seminare besucht. Ernährt sich auf einmal komplett anders. Ich habe mich zugegebenermaßen etwas abfällig über all das geäußert. Darüber hat sie sich sehr aufgeregt, und wir haben einen heftigen Streit gehabt. Wir waren immer ein leidenschaftliches Paar, sind aber nie im Streit eingeschlafen oder auseinandergegangen. Das hat sich alles plötzlich geändert.

Meine Frau erklärte mir, ihr Leben brauche einen neuen Sinn und sie habe schon viel zu lange ihre wahren Bedürfnisse vernachlässigt. Unser Sohn ist vor einiger

Zeit ausgezogen und studiert knapp fünf Autostunden von uns entfernt. Ich verstehe, dass das ein gewaltiger Einschnitt im Leben meiner Frau war. Jetzt hat sie eine Ausbildung zur Heilpraktikerin begonnen und mir vor ein paar Wochen eröffnet, dass sie die Trennung möchte. Ich kann im Moment nichts machen und glaube, dass es uns guttut, wenn wir erst einmal auf Abstand gehen. Ich habe das Gefühl, dass sie sich eine Zeit lang aus-toben muss und dass wir vielleicht trotzdem wieder zu-einander finden werden. In der Schwangerschaft war meine Frau auch sehr emotional und wurde dann wie-der stabil.

Peter (59), Journalist
Ich habe zweimal Wechseljahre bei Frauen erlebt. Ein-mal bei meiner Mutter und jetzt bei meiner Frau. Bei meiner Mutter war ich noch zu jung, um zu kapieren, was mit ihr los war. Ich erinnere mich nur noch, wie schlecht es ihr ging. Sie war dauerhaft von Migräne ge-plagt, und ihr Leiden brachte eine gewisse Schwere über die ganze Familie. Bei meiner Frau ist es zum Glück ganz anders, und ich erlebe sie natürlich vielschichti-ger. Ich sehe, wie sie kämpft und wie sie sich von dieser Veränderung nicht unterkriegen lassen will. Ich bewun-dere sie für diese Kraft. Allein die schlaflosen Nächte, die sie hat, und wie sie dann am nächsten Morgen trotz-dem zur Arbeit geht, ihr ganzes Pensum erfüllt… das ist bewundernswert. Ich könnte gut verstehen, wenn sie sich eine Auszeit nehmen würde. Und das eröffnet mir sogar einen neuen Blick auf meine Frau. Ich bin nur

fünf Jahre älter als sie, und wenn ich sehe, wie sie diese Herausforderung annimmt und sich mit ihren Freundinnen darüber austauscht, könnte ich glatt neidisch werden. Ich selbst merke ja auch, dass ich älter werde und wie ich im Prinzip ähnliche Symptome habe wie meine Frau. Eigentlich ist mir das erst im Gespräch mit ihr klar geworden. Ich sehe auch, dass sich mein Körper verändert. Dass ich manchmal niedergeschlagen bin und den ganzen Tag nicht genau weiß, warum eigentlich. Ich kann aber selbst mit meinen besten Freunden nicht darüber reden. Ich sehe, dass es ihnen auch nicht gerade bestens geht, aber sie ignorieren das, zumindest nach außen hin. Bei ihnen ist schon das Wort »Prostata« vermintes Gebiet, da wollen sie ganz gewiss nicht über irgendwelche anderen Befindlichkeiten sprechen, die mit dem zunehmenden Alter zu tun haben.

Meine Frau redet andauernd mit ihren Freundinnen über neue Hormon-Präparate und Einnahme-Schemata, sie hat eine verständnisvolle Ärztin, und neben ihrem Bett türmen sich diverse Bücher zu dem Thema. Und sie lacht mit ihren Freundinnen darüber. Ich finde ihre Wechseljahre wesentlich spaßiger als meine!

***

Ich danke allen Männern für ihre offenen Worte und Peter ganz besonders. Denn er hat ausgesprochen, was das noch größere Tabuthema ist – Wechseljahre beim Mann! Die haben Männer, daran besteht kein Zweifel, auch wenn der Begriff schon aus medizinischer Sicht nicht ganz stimmig ist. Bei Männern fällt der Hormon-spiegel nicht so rapide wie bei uns Frauen, es ist eher ein schleichender Prozess. Aber auch Männer spüren in der Lebensmitte eine Veränderung, und zwar psychisch wie physisch. Für Männer ist dieser Wandel trotzdem nicht so einschneidend wie für uns Frauen, weil sie theoretisch bis hundert plus noch Kinder zeugen können. Ich vermute, genau der Punkt ist dafür verantwortlich, dass Männer und die Gesellschaft ihre Wechseljahre eher verharmlosen.

Viele Männer halten sich für die unkaputtbare Krönung der Schöpfung, aber das sieht die Natur nicht so und beschert ihnen ähnliche Malaisen wie uns Frauen. Ich glaube ja sogar, dass wir Frauen zum großen Teil so verschämt mit den Wechseljahren umgehen, weil Männer die ihren komplett tabuisieren. Bei Männern sprechen wir von der Midlife-Crisis, der Krise in der Mitte des Lebens. In dieser Zeitspanne haben Männer in der Regel auf einmal Angst vorm Älterwerden. Sie spüren, dass sich etwas Fundamentales ändert. Anderer Begriff, ähnliche Ängste. Auch Männer versuchen dann plötzlich, sich ihre Jugend zurückzuholen. In radikalen Fällen wird die Ehefrau gegen ein circa fünfzehn Jahre jüngeres Modell ausgetauscht, und ein neues Baby krönt die Phase, in der Männer ihrem eigenen Alter um jeden Preis entkommen wollen. Einige treiben plötzlich wie wild Sport. Hängen den Anzug an den Nagel und tragen stattdessen Jeans, Turnschuhe und Hoodies. Manche sehen aus, als hätten sie sich am Kleiderschrank ihrer Teenie-Söhne bedient. So was passiert natürlich auch Frauen…

Ich will hier gar nicht schimpfen, denn ich glaube, Männer um die fünfzig machen Ähnliches durch wie wir. Sie spüren zum ersten Mal, dass sie älter werden, und das trifft sie genauso unvorbereitet wie uns Frauen. Männer aber können vor diesem Gefühl leichter davonlaufen als wir Frauen. Sie können diese Ahnung vom Altwerden, die sie plötzlich haben, auch leichter ignorieren. Und weil die »Wechseljahre beim Mann« in der Öffentlichkeit noch weniger diskutiert und thematisiert werden, müssen Männer schon gezielt nach Informationen über ihre Befindlichkeit im Internet und in Büchern suchen. Inzwischen haben wir zwar jede Menge Männerzeitschriften, aber die richten sich alle gezielt an jüngere Männer. Da geht's um Muskelaufbau, die richtigen Klamotten, die coolsten Bikes und wie er die beste Figur am Grill macht. Gefühle, Krisen, Probleme? Fehlanzeige. Die meisten Männer reden nicht gerne drüber, und wahrscheinlich lesen sie auch nicht gerne was darüber, sonst würden die Macher andere Themen drucken.

Fakt ist: Bei Männern sinkt ab fünfunddreißig ihr Königshormon Testosteron. Und wie wir wissen, macht Testosteron ja den Mann zum Mann. Wenn es weniger wird, merken Männer das anfangs nicht. Erst so um die fünfzig herum und mit zunehmendem Stress kommen die ersten Symptome: Abgeschlagenheit, Müdigkeit, Antriebslosigkeit, depressive Verstimmungen, Gewichtsprobleme, sexuelle Unlust und Erektionsprobleme.

Anders als bei uns Frauen sinkt der Hormonspiegel nicht bei jedem Mann im Laufe des Lebens signifikant.

Es gibt siebzig- oder sogar achtzigjährige Männer, die noch Top-Werte haben und von alldem nichts spüren.

Männer, bei denen der Testosteronspiegel in den Keller rutscht, bekommen aber nicht unbedingt Testosteron vom Arzt verschrieben, und alles ist wieder paletti. Die Hormonersatztherapie bei Männern ist nämlich viel schwieriger als bei uns Frauen. Testosteron macht Männer nicht automatisch gesünder, fitter oder wieder sexuell aktiver. Die Therapie ist tricky, weil sie Nebenwirkungen auf die Gefäße hat. Schlimmstenfalls drohen Herzinfarkt und Schlaganfall. Leberschäden und erhöhte Aggressivität stehen ebenfalls auf der Liste der Nebenwirkungen. Auch Männer brauchen also kriminologisch veranlagte Ärzte, die sie diesbezüglich individuell betreuen und beraten.

Mein Geheimnis **Nr. 6** Auch Männer haben Wechseljahre, aber leider kümmert sich niemand drum. Deshalb sorgen kluge Frauen dafür, dass auch ihre Partner regelmäßig zum Hormon-Check gehen, wenn sie nicht von selbst draufkommen.

Wir Frauen gehen ab sechzehn, siebzehn, achtzehn, wenn wir uns die erste Pille holen oder anders verhüten, regelmäßig zum Frauenarzt. Wir wachsen mit dem Thema Hormone auf. Bei jungen Mädchen, die Akne haben, checkt man die Hormone, eventuell bekommen sie die Pille für eine schönere Haut. Seit 2007 werden schon Neunjährige für ihr späteres Sexleben und Frausein gegen Papilloma-Viren, die Gebärmutterhalskrebs erzeugen können, geimpft. Ich rege mich seit Jahren darüber auf, dass wir in Deutschland fast nur die Mädchen impfen. Diese Viren bekommen wir Frauen von Männern. Warum also werden nicht die Jungs geimpft? Die Ständige Impfkommission (STIKO) empfiehlt seit 2018, Jungen im Alter zwischen neun und vierzehn (vor dem ersten Sex) zu impfen. In Deutschland hat das Thema nicht mal in den Medien Wellen geschlagen. Dabei wäre das ein wichtiges Signal und ein guter Weg, angehenden Männern schon früh ein anderes Bewusstsein für ihre sexuelle Gesundheit und Verantwortung zu vermitteln. Leider sind wir noch nicht so weit.

Stattdessen dreht sich bei Männern alles um die Prostata. Als es in Deutschland noch die Wehrpflicht gab, wurde bei den potenziellen Soldaten im Zuge der sogenannten Musterung erst mal die Prostata untersucht. Über diese rektale Untersuchung gibt's Hunderte Herrenwitze (es geht immer um »Husten Sie mal«). Heute gilt die Empfehlung: Männer, geht ab fünfundvierzig regelmäßig zur Untersuchung dieses wichtigen Organs! Gemacht wird das beim Urologen, doch ausgerechnet diese Fachärzte wollen weg vom Image »Männerärzte«, weil sie ja auch Frauen und Kinder behandeln. Und da haben wir es auch schon. Männer gehen nicht so regelmäßig zum Männerarzt wie wir Frauen zum Frauenarzt, und deshalb gibt's für entsprechende Fachärzte offenbar auch nicht genug zu verdienen. Wie gut wäre da ein Umdenken!

Noch etwas: Bei meiner Recherche habe ich etwas Unfassbares entdeckt. Es gibt sogar Slipeinlagen für Männer. Hatte ich noch nie gehört und wollte es erst gar nicht glauben. Aber es existiert, das Äquivalent zu den allseits bekannten Einlagen und Höschen für inkontinente Frauen. Allerdings wird das Produkt nicht mal beworben. Das sagt eigentlich schon alles, und ich frage mich, wie Männer damit klarkommen sollen, wenn sie so etwas jemals brauchen? Ich finde, da müssen die Männerärzte dringend an einer neuen Offenheit arbeiten.

***

Im Grunde sollte jede Frau ihren Partner/Ehemann/ Freund antreiben, Sport zu machen, falls er nicht von selbst draufkommt. Sport ist nämlich auch für Männer das beste Better-Aging-Mittel und lässt das Testosteron von ganz alleine wieder ansteigen. Ich sage ganz bewusst »better«, denn »Anti-Aging« ist meiner Meinung nach der absurdeste Ausdruck aller Zeiten. Wir wollen ja alle älter werden und nicht jung sterben, oder?

Allerdings ist nicht Hochleistungssport und schneller, weiter, höher für Männer ab fünfzig das Beste – ihnen helfen eher gezielte kurze Trainingseinheiten. Und ganz wichtig: bloß keinen dicken Bauch kriegen. Es ist das sogenannte viszerale Fett, das Männerbäuche so schwanger aussehen lässt. Das liegt im Bauchinnenraum und legt sich um die Organe. Und das ist richtig gefährlich. Es ist stoffwechselaktiv, was unter anderem bedeutet, es klaut Männern ihr Testosteron und wandelt es auch noch um in weibliche Hormone. Außerdem erhöht es das Diabetes-Risiko, lässt den Blutdruck in die Höhe klettern und steigert damit das Risiko für Herz-Kreislauf-Erkrankungen bis hin zu Schlaganfall und Herzinfarkt. Ein schlanker Bauch ist für Männer und ihre Lebensqualität also ganz entscheidend.

Mit anderen Worten: Auch Männer sollten sich schon wesentlich früher um ihre Gesundheit kümmern. Wer mit fünfzig einen dicken Bauch hat, kriegt den nur noch ganz schwer weg. Aber Männer bringen in der Regel eher viermal im Jahr ihr Auto zur Inspektion, bevor sie auch nur einmal zum Arzt gehen. Klingt klischeehaft, ist aber bei vielen leider der Fall.

Meistens steckt Angst dahinter. Instinktiv wissen Männer, dass nicht nur wir Frauen Wechseljahre haben. Meine Theorie: Wenn wir Frauen darüber sprechen und die Wechseljahre thematisieren, erinnern wir Männer an ihre. Und das ist für viele Männer nur schwer zu ertragen.

Eigentlich können Männer einem diesbezüglich leidtun. Das meine ich überhaupt nicht hämisch. Wir Frauen können über all unsere Probleme mit Freundinnen sprechen. Die meisten Männer aber reden nur sehr ungern oder selten über das, was sie wirklich bewegt und ängstigt. Mein Freund Peter hat das weiter oben ja sehr schön bestätigt. Männer kriegen ja inzwischen immer mehr ähnliche Probleme wie wir Frauen. Zum Beispiel macht der Schönheitswahn inzwischen den Männern fast schon mehr zu schaffen als uns Frauen.

Bodyshaming, also Menschen beleidigen, weil sie

nicht die perfekte Figur haben, ist inzwischen ein richtiges No-Go. Überall im Netz werden Frauen gefeiert, wenn sie zu ihren Makeln stehen. Bei Männern ist gerade genau das Gegenteil der Fall. Ratgeber oder Internetseiten für Männer, in denen es um Selbstliebe geht, gibt es quasi nicht. Eine amerikanische Studie hat herausgefunden, dass die meisten Männer gerne rund vierzehn Prozent mehr Muskelmasse hätten, als sie haben. Für Diplom-Psychologe Michael Thiel ein klarer Hinweis darauf, welche extremen Wünsche Männer für ihr Aussehen haben und wie groß inzwischen auch bei ihnen der Druck ist, einen perfekten Körper zu haben.

Mit all diesen Geschichten sind wir Frauen schon ein bisschen durch. Wir können entspannt sein mit unserem Äußeren, wenn wir wollen. Curvy ist in, für Cellulite-Bilder werden wir gefeiert. Wenn wir uns ungeschminkt zeigen, gibt's Likes. Sogar Hängebrüste nackt zu zeigen ist ein umjubelter Trend auf Instagram. Gerade wir Frauen um die fünfzig bekommen öfter denn je zu hören, wie cool wir sind. Wie sexy. Wie witzig. Wie attraktiv. Wie klug. Wie unterhaltsam. Wie leistungsfähig.

Erst im Februar 2019 waren wir wieder sehr in Mode, als US-Schauspielerin Jennifer Aniston fünfzig wurde. Danke für die Blumen! Es freut uns sehr, wenn wir in Zeitschriften, Fernsehsendungen und im Internet so gefeiert werden. Wenn man das liest, könnte man glatt denken: Alles bestens, die ganze Gesellschaft ist auf unserer Seite. Dazu passt mein Lieblingsspruch: »Früher machten Wechseljahre die Frauen unsichtbar. Heute machen Frauen die Wechseljahre unsichtbar!«

KAPITEL 7
NO MORE BULLSHIT!

Auf gut Deutsch: Kein Scheiß mehr! Das ist *das* große Lebensgefühl vieler Frauen in den Wechseljahren, und es ist eine echte Befreiung! Wie aus heiterem Himmel überkommt uns das Bedürfnis aufzuräumen – und zwar überall: im Kleiderschrank, in der Wohnung oder im Haus, in Sachen Freundschaften, Beziehung und Arbeitsplatz.

Den Wunsch nach Ordnung kennen viele Frauen, wenn sie ihre Regel haben. Dann wird der Schrank ausgemistet, der Garten umgegraben, mitten im Winter Frühjahrsputz gemacht. In den Wechseljahren geht das erst richtig los. Ordnung schaffen ist jetzt ein ganz großes Thema, davon kann ich persönlich auch ein Lied singen. Ich horte seit Jahren eine ganz bestimmte Jeans. Die habe ich mir gekauft, als ich nach der Geburt meiner ältesten Tochter 2001 meine alte Figur wiederhatte. Wenn ich mir die heute angucke, kann ich mir echt nicht vorstellen, wie ich da jemals reingepasst habe. Wie da überhaupt eine erwachsene Frau reinpassen kann. Aber die verflixte Hose hängt wie ein Mahnmal in meinem Schrank, und ich dachte jahrelang: Wir zwei haben noch eine Rechnung offen! Eines Tages passe ich wieder in dich rein!

Im Prinzip hat mir diese blöde Jeans jeden Tag ein kleines bisschen schlechte Laune bereitet. Neulich habe ich sie mir zur Brust genommen und ihr feierlich erklärt, dass sie mich mal kann! Dass ich nicht länger bereit bin, mir von ihr ein schlechtes Gewissen machen zu lassen. Dass ich eine Frau bin, die zwei wunderbare Kinder geboren hat, und dass ich so schmale Hüften überhaupt nicht mehr will und auch nicht brauche. Weil es definitiv wichtigere Dinge in meinem Leben gibt. Genau so, wie es die japanische Aufräum-Queen Marie Kondo empfiehlt, habe ich der Hose gedankt und sie frohen Mutes im Altkleider-Container versenkt. Mit diesem Akt habe ich nicht nur meinen Schrank ausgemistet, sondern mich auch von einer Vorstellung verabschiedet, die ich von mir hatte. Ohne Trauer übrigens. Ich habe mich befreit. Von der Jeans und dem bekloppten Plan, der mit ihr verknüpft war.

Diese Aktion war nicht nur Aufräumen, sondern etwas Tieferes, und das hört in den Wechseljahren nicht bei den Schränken auf. Wir gucken uns auch die Menschen um uns herum genauer an, auch die sogenannten Freunde. Mit nachlassendem Kuschelhormon Oxytocin werden wir einfach wählerischer. Wer interessiert mich wirklich? Wen treffe ich nur aus Höflichkeit? Wer raubt mir bloß Energie? Mit wem habe ich wirklich Spaß?

Ich schreibe diese Zeilen, nachdem ich vor ein paar Minuten erst innerlich »Schluss gemacht habe« mit einer Bekannten. Wir trafen uns ein bis zwei Mal im Jahr und hatten uns nie wirklich viel zu sagen, um ehrlich zu sein. In letzter Zeit verschickte sie nahezu täglich grenzwertige politische WhatsApp-Texte und -Witze, die ich kein bisschen lustig fand. Habe ich nicht besonders beachtet. Dann aber kam einer, bei dem ich echt sauer geworden bin. Es ging dabei um Claudia Roth von den Grünen. Da wird der seit Jahrzehnten engagierten und voll berufstätigen Politikerin vorgeworfen, sie habe keine abgeschlossene Berufsausbildung, würde aber in ein paar Jahren 7000 Euro Rente vom Staat bekommen. Die Frau, die mir diesen wirklich ätzenden Text geschickt hatte, ist Ehefrau eines wohlhabenden Mannes, hat in den letzten zwanzig Jahren keinen einzigen Euro selbst verdienen müssen und durch ihren Mann eine Top-Altersversorgung. Das alles gönne ich ihr absolut. Aber ich finde es nicht in Ordnung, dass ausgerechnet sie Hasstiraden über die zukünftige Rente von Claudia Roth verschickt. Ich habe drei Mal durchgeatmet und sie anschließend gebeten, mich aus diesem WhatsApp-Verteiler rauszunehmen. Ich gebe zu, dass ich nicht mit ihr über das Warum diskutieren wollte. Und ich gestehe mir sogar zu, dass ich das auch nicht muss. Weil ich diese Beziehung nämlich nicht mehr will. Dieser Text hat bei mir das berühmt-berüchtigte Fass zum Überlaufen gebracht. Ich hatte plötzlich den Mumm, diese Beziehung zu beenden.

Mit meinen wirklichen Freundinnen würde ich mich über solche Themen streiten. Weil mir viel an unserer Beziehung liegt und ich verstehen will, was sie denken. Genau das ist der Punkt: Streiten ist anstrengend, aber man tut es, wenn einem ein Thema oder ein Mensch etwas bedeuten. Mit dieser Frau verhält es sich für mich anders. Ich bin nicht bei den Grünen engagiert und stehe politisch auch nicht links, aber ich bin meilenweit von ihrer politischen Meinung entfernt und finde die von ihr weitergereichten Texte schlimm. Außerdem passen wir einfach nicht zusammen. Und ich habe eine Entscheidung für meine Freizeit getroffen: Da treffe ich mich nämlich lieber mit Menschen, die ich mag, die mich interessieren, von denen ich etwas lernen kann, die mich inspirieren und amüsieren.

Diese Geschichte ist meiner Meinung nach ein gutes Beispiel dafür, wie wir Frauen in den Wechseljahren so ticken. Irgendwie haben wir alles schon mal erlebt und etliches über uns ergehen lassen. Jetzt aber haben viele von uns das Gefühl: Ich muss mich nicht mehr verbiegen! Ich muss nicht mehr so tun als ob. Jetzt geht's darum, was ich wirklich will, wen ich wirklich mag, was ich wirklich schätze, was mir wirklich gefällt. Die Zeit der faulen Kompromisse ist vorbei!

Was natürlich nicht heißt, dass wir keine vernünftigen Kompromisse mehr machen. Das Leben ist auch in den Wechseljahren kein Ponyhof, aber auf Hühnerstall haben die meisten Frauen in meinem Alter definitiv keine Lust mehr.

Christiane Northrup schreibt in ihrem Buch *Weisheit der Wechseljahre,* dass sich durch die hormonellen Veränderungen die chemischen Bedingungen in unserem Gehirn verändern und sich dadurch auch die Art und Weise ändert, wie wir denken. Typisch dafür ist wohl, dass Ungerechtigkeit und unfaires Verhalten uns nicht nur stärker aufregen, sondern dass wir in dem Alter auch eher bereit sind, den Mund aufzumachen. Geht mir definitiv so und vielen meiner Freundinnen auch. Neulich unterhielt ich mich auf einer Party mit einem mir bis dahin unbekannten Mann über Erziehung, man könnte treffender sagen, ich legte mich mit ihm an. Er war der Meinung, ein Klaps und auch mal eine »härtere Hand« hätten noch keinem Kind geschadet. Ich atmete ganz tief ein und wieder aus und sprach dann geduldig mit diesem Mann. Nichts zu machen! Dass körperliche Züchtigung eines Kindes, egal wie fest oder sanft, eine Bankrotterklärung ist, wollte ihm nicht in den Kopf. Er wollte mir weismachen, die Ohrfeigen in seiner Kindheit seien immer gerechtfertigt gewesen. Als ich ihn fragte, ob er von seinen Kindern so gehasst werden wolle, wie er in jenem Moment seinen Vater gehasst habe, bekam er feuchte Augen. Ich empfahl ihm, eine Therapie zu machen. Früher hätte ich gedacht: Dem ist nicht zu helfen, warum soll ich mich mit dem unterhalten? Wenn es um Unrecht an Kindern geht, halte ich mich aber nicht länger zurück.

Wir Frauen werden um die fünfzig herum von unseren Hormonen dazu gezwungen nachzudenken. Das ist mühsam, aber es gehört zu den großen Geschenken, die die Wechseljahre uns machen. Gerade in der heutigen Zeit kann man sich ja jederzeit mit dem Smartphone ablenken und die Welt außerhalb des schwarzen Kästchens ausblenden. Noch leichter geht das mit der Welt in uns drinnen. Mit unseren Gefühlen. Bis die Wechseljahre kommen. Dann heißt es plötzlich: innerlich wachsen oder innerlich sterben?

Die meisten Frauen entscheiden sich Gott sei Dank fürs Wachsen. Das bedeutet für viele Frauen auch auszusortieren. Und das hört beim Kleiderschrank nicht auf. In diesem Stadium steht plötzlich vieles, wenn nicht sogar alles auf dem Prüfstand. Insbesondere Beziehungen. Bei vielen Frauen in den Wechseljahren sinkt der Hormonspiegel, aber es steigt der Mut. Fünfzig ist nicht der Anfang vom Ende, sondern genau der richtige Zeitpunkt für einen Neustart. 2017 gingen knapp zweiundfünfzig Prozent der Scheidungen von Frauen aus. So um die vierzehn Prozent der Scheidungen passieren nach der Silberhochzeit, Trend steigend. Deshalb gibt es für dieses Phänomen auch schon einen Fachbegriff – Grey Divorce, also »graue Scheidung«. Dass Menschen sich scheiden lassen, wenn sie schon graue Haare haben, war noch in den Fünfzigerjahren ein Unding. Da blieb man zusammen bis zum Tod, auch wenn die Ehe schon längst gestorben war. Heute machen insbesondere Frauen da nicht mehr mit.

Meine Freundin Susanne zum Beispiel hat mehr oder weniger von einem Tag auf den anderen beschlossen: Ende, ich lasse mich scheiden! Ihr Mann galt immer als Fremdgeher. Das wusste sie und nahm es jahrelang den drei Kindern zuliebe mit viel Würde hin. Als die Kinder dann aber aus dem Haus waren, analysierte sie nach kurzer Krise ihr Leben und kam darauf, dass sie schon lange nicht mehr glücklich war. Und vor allem eine Erkenntnis war entscheidend: Susanne hatte immer Angst vor dem Alleinsein. Plötzlich wurde ihr jedoch klar, dass sie in dieser Ehe schon seit Jahren emotional alleine gewesen ist. Da hatte sie das Gefühl: Das halte ich keine Sekunde länger aus. Und das gab ihr den nötigen Antrieb, endlich auszubrechen. Also: *No more bullshit!* Nägel mit Köpfen, raus aus der Elendsehe und rein ins Leben.

Susanne ist inzwischen festangestellt und unverzichtbar bei einer Charity-Organisation, die Geschwister krebskranker Kinder betreut. Sie hadert nicht mehr mit der Vergangenheit, sondern ist dankbar für ihr neues, erfülltes Leben. Es gibt inzwischen sogar jemanden, den sie datet. Susanne gehört zu dem tatkräftigen Typ Frau, bei dem man denkt, die kriegt alles auf die Kette. Wenn sie da ist, wird alles gut. Dass diese Frau jahrelang die graue Maus in einer unglücklichen Ehe war, ist unvorstellbar, wenn man sie heute erlebt.

Was sagt uns das? Ein Neuanfang erfordert Mut und das Verlassen der Komfortzone, aber es lohnt sich.

Solche Frauen sind für mich Vorbilder. Sie haben den Mut, sich zu verabschieden von einer Vorstellung, die sie mal vom Leben hatten. Sie geben eine Illusion auf und wagen einen Neustart. Natürlich ist es verständlich, wenn Frauen gerade in dem Alter Angst vor Einsamkeit haben, aber in dem Fall sollte man versuchen, sich nicht auf den Gedanken »Ich bin jetzt alt« zu konditionieren.

Scheidung ist dafür nur ein Beispiel. Vielen gelingt es natürlich auch, ihre Beziehung zu retten. Aber es scheint typisch zu sein, dass gerade um die fünfzig herum eher Frauen Schluss machen als Männer. Offenbar ist es ein großer Irrglaube, dass es die Männer sind, die reihenweise ihre alternden und dicklich werdenden Ehefrauen für eine junge und schlanke neue Partnerin verlassen. Sicher, das kommt auch vor, aber Untersuchungen besagen, dass in fünfundsechzig Prozent der »grauen Scheidungen« die Frauen den entscheidenden Schritt machen und sagen: Das war's!

Neustart, *no more bullshit* über fünfzig – das ist nicht nur für Frauen in unerfüllten Ehen ein Thema. Ich habe Ihnen ja schon von meiner Chefarzt-Freundin erzählt, die nach zwanzig Jahren ihren Job geschmissen hat. Sie kündigte von sich aus mit Pauken und Trompeten. Sie hätte sich auch rausschmeißen lassen können, dann hätte sie nach all der Zeit eine fette Abfindung bekommen. Hat sie nicht getan, weil sie ganz bewusst entschieden hat: Nicht die können mich nicht mehr ertragen, sondern ich die nicht mehr.

Viele Männer können das nicht nachvollziehen. Wir Frauen schon. Es geht um Selbstbestimmung, und die hat meine kluge Freundin sich was kosten lassen. Sie hat eben Wert darauf gelegt, dass sie morgens in den Spiegel gucken kann. Chapeau! Ich verneige mich vor so viel Rückgrat. Und jetzt kommt das Unglaubliche: Mit einem Mal lösten sich all ihre Probleme in Wohlgefallen auf. Rückenschmerzen? Wie weggeblasen! Jobangebote aus allen Ecken und Kanten. Interessante Begegnungen mit tollen Männern. Ich sage immer scherzhaft: Nächstes Jahr lebst du in deiner Traumstadt Hamburg, malst wahrscheinlich tolle Bilder und heiratest.

Natürlich kann es sich nicht jede Frau erlauben, so mutig und so radikal ihr Leben zu ändern. Für viele Frauen ist es schon ein großer Schritt, endlich mal die eigenen Wünsche zu äußern. Und sie sich überhaupt einzugestehen. Ehrlichkeit sich selbst gegenüber muss nicht direkt zu einer Scheidung, Kündigung oder einer völlig neuen Lebensform führen. Mein Tipp: Nichts übers Knie brechen, sondern gut überlegen, was man sich wirklich wünscht. Dann machen manchmal schon kleine Schritte einen Riesenunterschied.

Aber machen wir uns nichts vor. Wenn Frauen um die fünfzig irgendwo auf eine neue Anstellung hoffen, dann ist das in den meisten Fällen so gut wie aussichtslos. Frauen, die bis dahin zu Hause die Kinder betreut haben und dann auf einen Neustart hoffen, kriegen schnell das Gefühl, zu alt für den Arbeitsmarkt zu sein. Wer in dem Alter allerdings von einem Unternehmen in ein anderes wechseln will, hat plötzlich bessere Chancen. Denn Lebenserfahrung, Routine, Krisenfestigkeit und Selbstreflexion sind wieder gefragt. Der Arbeitsmarkt-Experte Lars Hahn empfiehlt den »alten Hasen« in seinem LVQ-Karriere-Blog, dass sie nicht unbedingt über Stellenbörsen suchen sollten. Dort blicken Entscheider bei den Bewerbungsunterlagen reflexartig zuerst aufs Alter. Kontakte, Empfehlungen und insbesondere die Netzwerke hält er für die bessere Jobbörse. Persönlichkeit schlägt da oft Papier, so der Experte. Und: Der Gruppe

Ü50 haftet der Ruf an, dass sie zu teuer ist. Lars Hahn empfiehlt weiter, nicht unbedingt mit einem Karriereschub zu rechnen, sondern auch mal mit weniger Gehalt einzusteigen.

Ich persönlich finde es sehr schade, dass viele Chefs Frauen über fünfzig nicht richtig einschätzen. Diese Frauen suchen eine neue Herausforderung. Sie sind ungebunden, weil die Kinder aus dem Haus sind. Sie können sich mit jungen Frauen, die noch das ganze Kinderprogramm auf der Agenda haben, wunderbar ergänzen. Junge Frauen profitieren von der Lebenserfahrung der älteren und die wiederum von der Frische der jüngeren. Ich verstehe wirklich nicht, warum dieses offensichtlich intelligente Konzept zwar in jedem Blog und Artikel über den Arbeitsmarkt gepriesen wird, aber in der Realität eher die Ausnahme ist. Auch hier gibt es natürlich wieder Parallelen zu Männern. Für sie ist es mit über fünfzig ebenfalls nicht leicht, im Job noch mal durchzustarten oder sich zu verändern. Das ist für Männer sehr bitter, denn nach wie vor kommt den meisten von ihnen heutzutage die Rolle des Ernährers zu. Wenn Arbeitgeber dann signalisieren: Du bist zu alt, kratzt das nicht nur am Selbstwertgefühl, es ist existenzbedrohend für die ganze Familie.

Das Beste für Best-Agerinnen, die den Traum haben, etwas zu bewegen: Verwirklichen Sie die Idee, die Ihnen schon lange durch den Kopf geht. Machen Sie sich selbstständig mit Ihrer Idee! Existenzgründungen mit fünfzig plus sind *der* neue Trend. Wenn ich mich allein in meinem Bekanntenkreis umschaue, könnte ich platzen vor Stolz auf diese grandiosen Frauen!

Meine Freundin Claudia zum Beispiel ist vierundfünfzig und studierte Betriebswirtin. Vor zwanzig Jahren ließ sie für ihre beiden Kinder den Job sausen. Sie ist einer der quirligsten Menschen, die ich kenne. Kocht wie eine Göttin, hat einen Garten, der aussieht wie vom Profi angelegt, war immer engagiert in den Schulen ihrer Kinder, hat nebenbei im Ehrenamt alte Menschen betreut und sitzt im Vorstand eines Theaters. Nebenbei hat sie vor drei Jahren ihre Ausbildung zur Yogalehrerin abgeschlossen. Als beide Kinder aus dem Haus waren, spürte auch sie den Drang, sich noch mal zu verändern und aus ihrer Leidenschaft Yoga mehr zu machen. Inzwischen hat sie ein kleines, sehr feines Yogastudio eröffnet. Die Leute rennen ihr die Bude ein, weil sich ganz schnell rumgesprochen hat, dass sie eine exzellente Lehrerin ist. Die Nachfrage nach ihren Stunden ist inzwischen so groß, dass sie überlegt, eine weitere Lehrerin einzustellen und in größere Räume umzuziehen.

Meine Freundin Pinio Bourlos-May hat aus ihrer Not eine Tugend gemacht. Die ehemalige Dolmetscherin und Sport-Wissenschaftlerin erkrankte vor zehn Jahren an chronischer Borreliose und hat diese Krankheit dann quasi studiert. Auf Mallorca entdeckte sie ein Gerät, das ihr gut durch die Schübe geholfen hat. IHHT heißt die Methode und ist ein Training für die Zellen. Dabei wird dem Körper durch eine Maske abwechselnd zu viel und zu wenig Sauerstoff zugeführt. Das dient ähnlich wie das Höhentraining von Spitzensportlern der Leistungssteigerung. Nur, dass man bei der IHHT-Methode ganz entspannt auf einer Liege liegt und am besten schläft. Pinio war so begeistert, dass sie in Köln vor ein paar Jahren das erste Gerät anschaffte und ein Studio eröffnete. Jetzt liegen sowohl gestresste Manager, Sportler als auch Borreliose-Patienten bei ihr auf der Couch und atmen neue Lebensenergie ein. Sie selbst ist wieder so fit, dass sie außerdem ihre Räume zu einem Pilatesstudio mit Originalgeräten erweitert hat.

Meine absolute Bewunderung gilt auch Michaela Hansen. Sie hatte vor zehn Jahren die sensationelle Idee, eine Granny-Au-pair-Agentur zu gründen. Sie selbst heiratete mit achtzehn Jahren, bekam früh Kinder, studierte, saß dann plötzlich mit achtundvierzig Jahren da und wusste nicht so genau, was sie machen sollte. Bei Vox sah sie eines Sonntags die Sendung *Auf und davon*, in der sich alles um junge Mädchen drehte, die als Au-pair-Mädchen ins Ausland gehen. Genau da entstand ihre Idee: eine solche Agentur für reifere Frauen zu gründen. Seitdem hat Michaela Hansen mit ihrer Agentur schon mehr als tausend Frauen im besten Alter als Teilzeit-Oma ins Ausland geschickt.

Für all die Frauen, die sich darauf einlassen, ist das natürlich ein großes Abenteuer. Für die Familien, die eine erfahrene Frau zur Kinderbetreuung einstellen, hat das viele Vorteile, wie Lebenserfahrung, Routine im Umgang mit Kindern, mehr Geduld. Für ihre großartige Geschäftsidee ist Michaela Hansen schon mehrfach ausgezeichnet worden, unter anderem von der Standortinitiative der Bundesregierung »Deutschland – Land der Ideen« und als Landessieger Hamburg mit dem KfW-Award.

Was all diese Frauen auszeichnet, die sich plötzlich in die Selbstständigkeit stürzen, sind Mut und Vertrauen in die eigene Fähigkeit. Sie verlassen eindeutig ihre Komfortzone und wagen etwas ganz Neues. Man darf auch nicht vergessen, welche Verantwortung sich diese Frauen aufhalsen. Ganz wichtig: Gute Nerven haben und nicht direkt verzweifeln, wenn nicht alles auf Anhieb so klappt, wie man sich das vorstellt. Ich bewundere jede Einzelne und bin sicher, dass in Deutschland Tausende Frauen mit guten Ideen sitzen. Bitte traut euch und kommt raus aus der Deckung!

Es ist übrigens nicht so, dass dieser Neustart nur wenigen, besonders mutigen Frauen gelingt. Existenzgründungen um die fünfzig sind keine Seltenheit mehr oder ein exotisches Risiko. In allen Statistiken heißt es, die Zahl der reiferen Gründer nehme zu, und nicht wenige von ihnen waren vorher erwerbsinaktiv, sprich: Hausfrauen. Mit ihrer Lebens- und Berufserfahrung verfügen sie über die besten Voraussetzungen für die Selbstständigkeit und fürs Unternehmertum. Sie haben sich in all den Jahren entweder im Job oder, insbesondere die Frauen, durch Familienarbeit Planungs- und Führungserfahrung angeeignet.

Natürlich ist jede Existenzgründung auch mit Risiken behaftet, vor allem finanzieller Natur. Die meisten

Banken schreien nicht gerade Hurra, wenn eine Frau mit über fünfzig einen Existenzgründer-Kredit anfragt. Da brauchen Sie schon eine Idee mit Hand und Fuß. Und was ganz wichtig ist heutzutage, wenn man sich selbstständig machen will: Man muss sich mit der Technik und neuen Medien auskennen. Social Media wie Instagram und Facebook gehören nun mal dazu. Aber wenn selbst meine fünfundachtzigjährige Mutter surft, als hätte sie ihr Leben lang nichts anderes getan, dann schaffen Sie das ja wohl auch. Übrigens eine prima Geschäftsidee: alten Menschen beibringen, die neue Technik zu nutzen. Ich sehe bei meiner Mutter, wie viel Freude sie damit hat und wie gut es ihr tut, das alles zu lernen. Wir scherzen manchmal in der Familie, dass unsere Mutter in Wirklichkeit eine ausgebuffte Granny-Hackerin ist. Inzwischen telefonieren wir per Facetime, und ich helfe ihr dann zum Beispiel bei ihren Fragen zu ihrem Tablet. Ich bin richtig stolz auf meine fortschrittliche und weltoffene Mama! Sie weiß inzwischen, dass sie nichts kaputtmachen und man in der digitalen Welt alles wiederfinden kann. Seitdem geht sie angstfrei mit dieser Technik um. Also: Das alles ist kein Hexenwerk, und auch Sie können es lernen. Sie müssen nur wollen. Und keine Angst haben.

***

Was hier mit all den Frauen passiert, über die ich schreibe, ist eine Art Häutung in der Lebensmitte. Das trifft Hausfrauen wie auch voll berufstätige Frauen,

Singles, Frauen in langen Ehen, Frauen mit Kindern und Frauen ohne Kinder.

Die amerikanische Neurobiologin Louann Brizendine schreibt in ihrem Buch *Das weibliche Gehirn,* dass Frauen in den Wechseljahren nicht mehr den Druck haben, andere zu versorgen und zu retten. Plötzlich sind sie bereit, Risiken einzugehen und ihre Träume zu verwirklichen. Das liegt natürlich auch wieder an den Hormonen. Unser Gehirn kommt nun zur Ruhe, weil es nicht mehr von dem krassen Auf und Ab des monatlichen Zyklus gesteuert wird. Das Östrogen, das uns in den Jahren davor wie eine Art Superbenzin angetrieben hat und die Menge von Neurotransmittern und Oxytocin in die Höhe schnellen ließ, verliert nun an Einfluss. Ich war zutiefst beglückt, als ich dieses großartige Buch las, denn die Wissenschaftlerin Louann Brizendine bestätigt genau das, was auch mein Gefühl ist: Mein Gehirn hat sich irgendwie beruhigt, und ich kann meinen Gefühlen endlich komplett vertrauen! Sie schreibt, das Gehirn ähnele nun eher einer zuverlässigen Maschine im Dauerbetrieb. Bei Frauen nach der Menopause arbeiten die verschiedenen Teile des Gehirns tatsächlich anders zusammen als in den Jahren davor. Dabei geht's um die Amygdala, ein Kerngebiet des Gehirns, das zuständig für die Verarbeitung von Gefühlen ist, sowie die Großhirnrinde. Sie ist das Zentrum für die Einschätzung und Beurteilung von Gefühlen. Deren Schaltkreise rattern nach der Menopause wie ein Uhrwerk im gleichen Rhythmus. In Zeiten von hormonellem Auf und Ab durch den Zyklus gibt's da Aussetzer und Störungen. Und die machen Frauen zum Beispiel überempfindlich. Ein falscher Blick vom Chef, und sie denken, die Kündigung steht bevor. Eine blöde Bemerkung vom Ehemann, und sie überlegen: Geht er vielleicht fremd? Große Verunsicherung, große Sorgen, Kopfkino.

Mit der Menopause kehrt im Gehirn Ruhe ein, und wir Frauen bekommen eine andere Realitätswahrnehmung. Louann Brizendine sagt es nicht explizit, aber es klingt ganz danach: Dann sehen wir die Dinge endlich so, wie sie wirklich sind, und nicht mehr durch diesen Schleier der hormonellen Achterbahnfahrt unserer fruchtbaren Tage.

Ich empfinde diesen Zustand als großes Glück und glaube, genau das ist es, was uns schließlich so viel gelassener, cooler und auch weiser durchs Leben gehen lässt. Die Hysterie ist weg. Herrlich!

Ich zum Beispiel fühle mich erst jetzt so richtig erwachsen. Auch weil ich keine Angst mehr davor habe, wie andere mich beurteilen. Wie viele andere Frauen habe ich Selbstbewusstsein lange Jahre nur mehr oder weniger gut vorgetäuscht. Wenn ich daran denke, wie schrecklich peinlich mir mein Lispeln war! Es wäre uncool gewesen, beleidigt zu sein, als sich Gott und die Welt darüber lustig machten. Ich war auch nicht beleidigt, ich war schlimm gekränkt. Es gibt nur zwei Möglichkeiten, Katja, sagte ich mir damals: Entweder, du gibst dich diesem Schmerz hin und lässt deine Fernsehkarriere sausen, oder du lachst mit. Ich habe mich für die zweite Variante entschieden, die ich übrigens noch immer für die richtige halte. Aber ich litt damals ganz schön, keine Frage. In all den Jahren zu Beginn meiner Karriere gab es nur dieses eine Thema. Mein Markenzeichen, zusammen mit den Locken.

Heute bin ich damit durch und lache wirklich darüber. Als ich neulich mein zwanzigjähriges *Punkt-12*-Jubiläum feierte und viele Interviews gab, hat mich kein Mensch mehr dazu gefragt. Egal, dann gebe ich es jetzt hiermit offiziell bekannt, dass es wirklich schmerzhaft war. Und auch, dass es mich kein bisschen mehr stört. Ich stehe nämlich zu mir und bin die meiste Zeit voll und ganz mit mir im Einklang. Ich mag mich endlich. Das ist ein Wahnsinnsgefühl! Danke, Menopause!

Mein Geheimnis
Nr. 7

Ich bin direkter geworden. Wenn mich etwas ärgert, wenn ich mich frage, warum mich zum Beispiel jemand nicht gegrüßt hat, spreche ich die betreffende Person jetzt direkt an. Meistens steckt nichts dahinter – und zack, Problem gelöst.

Endlich wirklich über sich selbst lachen zu können ist ein großes Plus von uns Frauen im gewissen Alter. Ich will keineswegs so tun, als wären Mädelsabende früher nicht lustig gewesen. Aber ich habe das Gefühl, dass ich mit meinen Mädels heute noch eine Stufe ehrlicher bin als je zuvor.

Und dazu gehört auch die Geschichte meiner Freundin Heike. Sie arbeitet seit Jahr und Tag im Modebusiness. Auch diese Branche hat sich gewaltig verändert, und da musste sie sich vor ein paar Jahren eingestehen, dass sie mit den von ihr designten Klamotten in ihrer Boutique nicht überleben konnte. Den Preiskampf mit den großen Ketten hätte sie nie überlebt. Also beschloss Heike mit Mitte fünfzig: Ich versuch's beim Homeshopping-Kanal. Dafür stellte sie eine eigene Kollektion zusammen und düste zum Bewerbungsgespräch. Ihr Plan wohlgemerkt: mit Mitte fünfzig beim Fernsehen anheuern und dort die eigenen Klamotten verkaufen. Ich wollte sie nicht entmutigen, fand ihr Vorhaben aber ambitioniert, um es mal vorsichtig auszudrücken. Heike saß dann also in großer Runde bei den Verantwortlichen in einem Büro mit langem Tisch, zeigte ihre Klamotten und spürte: Die Begeisterung hielt sich in Grenzen. Man muss die Sachen angezogen sehen, hat sie immer wieder gesagt. Aber es war kein Model greifbar, und so auf dem Bügel hängend, sah man ihren Hosen und Blusen eben nicht an, wie gut sie sitzen. Man wollte sie schon verabschieden, doch Heike wusste genau: Wenn ich jetzt gehe, dann war's das mit meinem Traum, vielleicht sogar mit meiner Existenz im Modebusiness. Und dann hat sie sich – ohne Witz, ich schwöre es – ihre Klamotten vom Leib gerissen (und sie trug an dem Tag auch noch fleischfarbene Unterwäsche), sich gleichzeitig eine Hose und Bluse aus ihrer Kollektion geschnappt, ist da reingesprungen und hat der völlig perplexen Runde zugerufen: »Jetzt guckt doch mal hier, wie die Hose sitzt. Die versteckt genau die Röllchen, die die meisten Frauen in meinem Alter haben. Und die Bluse ist auch so gemacht, dass sie für Frauen ab Größe 40 gut aussieht.« Sie ahnen es. Nachdem die Leute in der Besprechungsrunde sich einigermaßen von dem Schock erholt hatten, erkannten sie, was für ein Verkaufstalent und was für eine Kämpferin meine Freundin Heike ist, und haben ihr sofort den Job gegeben.

Als sie mir diese Geschichte erzählt hat, habe ich gekreischt vor Lachen und immer wieder gerufen: »Nein, das hast du nicht getan! Du hast dich nicht wirklich ausgezogen und in Unterwäsche in diesem Konferenzraum gestanden, oder?«

»Doch!«, hat sie gesagt. »Und in dem Moment hatte ich auch noch die schlimmste Hitzewallung meines Lebens!«

Wir haben diese Geschichte natürlich immer wieder durchgekaut. Neulich sagte mir Heike: »Als ich dreißig war und super in Schuss, hätte ich mich das nie und nimmer getraut!«

Klar! Mit dreißig hätte sie nie genug Selbstbewusstsein für diese spektakuläre Aktion gehabt. Da hätte sie wahrscheinlich gedacht: Hilfe, mein Bauch ist zu dick! Oder: Oh mein Gott, ich habe Cellulite! Obwohl ihr Körper mit dreißig knackiger war als heute, hat sie sich damals für ihn geschämt. Heute mit Mitte fünfzig ist sie längst mit Cellulite und dem ganzen Kram versöhnt. Und: Wenn sich eine Dreißigjährige am Konferenztisch auszieht, kommt das anders rüber, als wenn das eine Frau mit Mitte fünfzig tut. Ihr kauft man ab, dass es ihr »um die Sache« geht. Bemerkenswerte Erkenntnisse, oder?

Meine Freundin Heike handelte nach dem Grundsatz *No more bullshit!* Und damit hat sie eine hochwissenschaftliche Erkenntnis bestätigt: In den Wechseljahren ist das weibliche Gehirn zwar zur Ruhe gekommen, aber nicht willens, sich zur Ruhe zu setzen. Louann Brizendine schreibt in ihrem Buch *Das weibliche Gehirn*, für viele Frauen erreiche das Leben mit der Menopause einen neuen Höhepunkt, weil eine geistig höchst anregende Zeit beginne.

Viele Frauen nehmen in der Zeit auch genau den Faden wieder auf, den sie in der Pubertät fallen gelassen haben. Heike zum Beispiel erzählte mir, dass sie in ihrer Pubertät durchgängig so draufgängerisch war wie in dem Bewerbungsgespräch mit der Strip-Einlage.

Ich habe das Gefühl, dass die Wechseljahre uns irgendwie wieder zu unserem »Kern« bringen. Zu dem, was von Anfang an in unserem Wesen liegt, was noch in uns steckt. Viele von uns hatten bisher vielleicht keine Zeit, eine künstlerische Seite auszuleben, keine Muße, vielleicht wurden uns Wünsche und Talente »aberzogen«. In den Wechseljahren ist es nicht zu spät, das ein oder andere wieder auszugraben.

Bei mir ist es der Sport. Ich war als Kind eine echte Sportskanone. Zu Hause im Westerwald gab es nur einen Fußballplatz für Jungs, wie ich ja schon erzählt habe. Ich wollte zum Turnen und zum Ballett. Dafür hätten meine Eltern mich aber jeweils in die rund dreißig Kilometer entfernte Stadt kutschieren müssen. Das war natürlich undenkbar, und deshalb begnügte ich mich damit, im Kopfstand fernzusehen und bei jeder Gelegenheit zu rennen und zu springen. Meinen Wettkampfgeist habe ich erst knapp vierzig Jahre später entdeckt, als ich bei der RTL-Tanzshow *Let's Dance* mitgemacht habe. Da hat sich für mich der Kreis auf wundersame Art und Weise geschlossen. Dass mir das ausgerechnet beim Tanzen klar wurde, ist kein Wunder. Tanzen geht so tief wie Psychotherapie. Barbara Becker sprach mir bei ihrer *Let's-Dance*-Teilnahme 2019 aus der Seele, als sie sagte: »*Let's Dance* ist, als würde man den Jakobsweg einmal hin und einmal zurück gehen.« Stimmt! Deshalb flehe ich Sie an: Wenn Sie Lust aufs Tanzen haben, tun Sie es jetzt!

Wechseljahre – die große Freiheit? Irgendwie schon! Die Beispiele von den Frauen, die ich hier beschrieben habe, gehen alle in diese Richtung. Aber es wäre Bullshit zu sagen, dass alle Frauen in den Wechseljahren die glücklichste Zeit ihres Lebens durchmachen. Leider haben viele von uns auch Angst davor, aus einer Ehe auszubrechen. Egal, wie schlecht sie ist. Das kann ich verstehen. Dazu gehören viel Mut und Energie, wie zu jeder anderen Veränderung auch. Den Mut müssen Sie allerdings finden, wenn Sie Ihre Situation als ausweglos analysiert haben. Malen Sie sich immer wieder aus, wie Ihr Leben aussehen wird, wenn Sie sich von dem befreit haben, was Sie unglücklich macht. Je konkreter Sie sich das vorstellen, desto besser können Sie die Schritte angehen, die für eine Veränderung nötig sind.

Viele Frauen haben verständlicherweise auch Angst, dass ihre finanzielle Situation keine Veränderung zulässt. An der Stelle komme ich wieder auf eines meiner Lieblingsbücher zu sprechen, *Weisheit der Wechseljahre* von Dr. Christiane Northrup. Die Ärztin widmet dem Thema Geld ein Riesenkapitel und fordert, dass wir Frauen uns früher, besser und sorgfältiger um unsere Finanzen kümmern sollen. Mit Recht! Viele Frauen haben auch im einundzwanzigsten Jahrhundert null Ahnung, wie es um die Finanzen bestellt ist, weil sie ihre Männer machen lassen. »Mein Mann versteht mehr davon als ich« – fataler Satz, fataler Glauben!

Auch bei diesem Thema greife ich auf die Erfahrungen meiner Freundinnen zurück. Eine von ihnen wollte sich scheiden lassen und dachte: Wenn wir das Haus verkaufen, geteilt durch zwei, dann ist das alles kein Problem. Sie erlebte allerdings ihr blaues Wunder. Das ihrer Meinung nach schuldenfreie Haus hatte ihr Mann mit mehr als 200.000 Euro beliehen. Damit war nicht nur ihr Traum vom finanziellen Polster geplatzt, sie war von heute auf morgen arm, weil sie erst mit der Scheidung dahinterkam, welche finanziellen Kapriolen ihr Mann in den gemeinsamen Ehejahren so gedreht hatte. Sie musste tatsächlich Schulden tilgen, von denen sie nicht das Geringste gewusst hatte, geschweige denn, sie verursacht hatte. Ich weiß noch, wie geschockt ich damals war. Sie war früher Anwältin und hatte viele finanzielle Angelegenheiten geregelt. Also keine Frau, die sich nicht auskannte. Zu Hause aber ließ sie in Sachen Finanzen völlig blauäugig ihren Mann alles machen, auch, um ihm ein gutes Gefühl zu geben. Wahnsinn, aber immer noch der Klassiker. Meine Freundin musste kämpfen wie eine Löwin und war zeitweise auch sehr verbittert. Sie hat es aber geschafft, ihren Lebensmut wiederzufinden und sogar ihrem Exmann zu verzeihen. Auch vor ihr ziehe ich den Hut!

Also bitte: Kümmern Sie sich um Ihre Geldangelegenheiten! *No more bullshit!* Sagen Sie bitte nicht: Ich habe von Geld keine Ahnung. Verschaffen Sie sich Ahnung, tun Sie sich den Gefallen. Bestehen Sie darauf, dass Sie finanziell Bescheid wissen. Ich will damit um Gottes willen nicht behaupten, dass alle Ehen irgendwann mal scheitern und alle Männer ihre Frauen betuppen. Nein! Aber in Gelddingen den Durchblick zu haben bedeutet Freiheit und Sicherheit! Viele Frauen sind aus purer Bequemlichkeit nicht im Bilde und nicht, weil ihre Männer sie nicht informieren wollen. Christiane Northrup gibt uns allen den guten Rat: Stellen Sie sich vor, Ihr Mann würde Sie morgen verlassen. Oder sterben. Sie müssten dann von jetzt auf gleich für sich selbst sorgen. Wüssten Sie, wo alle Papiere sind? Versicherungen? Rentenunterlagen? Mietvertrag? Kaufvertrag vom Haus? Steuererklärungen der letzten Jahre?

Bei den Fragen wird vielen Frauen heiß, und das ist dann keine Hitzewelle… Und aus diesen Fragen ergeben sich viele weitere Fragen. Sie machen alle keinen Spaß, ich weiß. Aber wenn Sie die Antworten haben, können Sie gelassener durchs Leben gehen. Weil Sie sich entweder beruhigt zurücklehnen können oder endlich wissen, was Sie in Angriff nehmen müssen.

***

Wir werden ja immer aufgefordert, uns um uns selbst zu kümmern. Das hört nicht auf beim Sport, bei der Einnahme von Hormonen, einer gesunden Ernährung und positivem Denken. Die *No-more-bullshit*-Strategie umfasst das ganze Programm. Versuchen Sie doch noch mal, sich an Ihre Jungmädchenträume zu erinnern. Was wollten Sie immer werden? Wen haben Sie bewundert? Vielleicht finden Sie so einen Hinweis auf das, was Sie jetzt vielleicht endlich angehen könnten.

Und noch ein letztes *No-more-bullshit*-Thema: Ich habe Ihnen ja schon angedeutet, dass mein Vorhaben, ein Buch über die Wechseljahre zu schreiben, teils sogar auf Entsetzen stieß. »Wechseljahre? Bist du verrückt?«, fragte mich ausgerechnet eine Freundin ganz entgeistert. »Wechseljahre sind so unsexy, da will kein Mensch drüber reden. Und wenn du deinen Sexappeal nicht verlieren willst, dann such dir ein anderes Thema, aber nicht das!«

Okay, das war mal eine Ansage. Und weil ich diese Freundin, die auch noch eine Medienfrau ist, sehr schätze, nahm ich ihre Einschätzung ernst. Unter anderem meinte sie, ich sähe zu wenig nach Wechseljahren aus. Zu schlank, zu jugendlich, zu fit, zu wenig Falten. Hola, die Waldfee!

Das haute mich dann wirklich um. Wie muss man denn aussehen in den Wechseljahren? Angelina Jolie kam nach ihrer Entfernung von Eierstöcken und Gebärmutter mit neununddreißig Jahren auch direkt in die Wechseljahre, und sie gilt als eine der schönsten Frauen der Welt.

Genau das ist es, was ich schon zu Beginn dieses Kapitels meinte. Wechseljahre sind keine äußerliche Sache, sondern etwas zutiefst Inneres. Ich arbeite seit knapp fünfundzwanzig Jahren beim Fernsehen und bin seit über zwanzig Jahren beinahe täglich *on air*. Da sagt einem keiner:»Sieh zu, dass du *in shape* bleibst«, denn das ist für jeden klar! Fernsehen hat naturgegebenermaßen mit Optik zu tun. Dass man sich da sowohl als Moderatorin als auch als Moderator nicht gehen lassen kann, liegt auf der Hand. Ich habe das allerdings nie als Druck empfunden. So wie ein Taxifahrer den Führerschein nicht verlieren sollte, so sollte ein Moderator nicht jedes Jahr zehn Kilo zunehmen.

Vielleicht hätte ich ohne diesen Fernsehjob auch die typischen Wechseljahrsröllchen um den Bauch, die Hüften und die Schultern herum. Ich bin aber auch ohne sie innerlich in genau dem gleichen Zustand wie andere Frauen, bei denen das monatliche Blutvergießen aufgehört hat.

Also kann ich mitreden, was Wechseljahre sind. Vielleicht sogar noch ein bisschen besser, weil ich mich als Journalistin tiefer in diese Thematik reingekniet habe als andere Frauen. Und gerade weil ich angeblich nicht »typisch nach Wechseljahren aussehe«, will ich nicht so tun, als hätte es diesen eklatanten Umbruch in der Lebensmitte bei mir nicht gegeben. Das wäre verlogen! Nur etwa fünfzehn Prozent der Frauen erleben die Wechseljahre als laues Lüftchen. Bei den restlichen fünfundachtzig Prozent passiert im Inneren fast so viel wie in der Pubertät. Egal, wie alt oder jung sie aussehen. Und deshalb finde ich es wichtig, bei Bedarf offen darüber zu reden. Und dadurch die nötigen und absolut wichtigen Informationen zu bekommen.

Mein medizinischer Berater Professor Johannes Huber aus Wien hat sehr gelacht, als ich ihm meine Beobachtung mitgeteilt habe. »Die Leute reden über die ausgefallensten Sexpraktiken. Nach der ersten Veröffentlichung des Erotik-Sadomaso-Bestsellers *Fifty Shades of Grey* waren quasi weltweit Liebeskugeln zum Einführen ausverkauft, aber Hitzewallungen sind igitt?«, habe ich ihn gefragt. Weil der Roman scheinbar vollkommen die Fantasien von Frauen widerspiegelt, nennt man ihn Mom-Porn, also Porno für Mamas. Schön, dass wir so offen reden können. Aber wenn eine Fernsehfrau zugibt, dass ihr Östrogenspiegel im Keller ist, haben wir eventuell ein Problem? Professor Huber erzählte mir, er kenne viele Frauen, die sogar ihren Männern gegenüber verheimlichen, dass sie in den Wechseljahren sind.

Bullshit, wenn Sie mich fragen! Älterwerden ist im einundzwanzigsten Jahrhundert zum Glück etwas anderes als im zwanzigsten. Damals waren Frauen mit vierzig schon nicht mehr »sexy« in den Augen der Öffentlichkeit. Wir müssen uns nicht schämen. Wenn wir dazu stehen, was uns fehlt und umtreibt, erfahren wir mehr über das Thema und können den Beweis antreten, dass Wechseljahre uns Frauen nur noch stärker machen.

KAPITEL 8
SEX

Kommen wir direkt zur Sache. »Frauen in den Wechseljahren haben keine Lust mehr auf Sex« – echt jetzt? Dieses Vorurteil ist vermutlich so alt wie die Menschheit und so falsch wie die einstige Annahme, die Erde sei eine Scheibe.

Mir kommt bei dem Thema eine neunundfünfzigjährige Freundin in den Sinn, die gerade frisch verliebt in einen Mann im gleichen Alter ist. Ich ging neulich mit ihr Essen und war sprachlos! Diese Frau, die letztes Jahr noch fix und fertig von einer unschönen Scheidung war, hatte diesen ganz besonderen Glow im Gesicht.

»Du glühst ja förmlich«, sagte ich mit einem Zwinkern.

Sie grinste und gab ganz unverblümt zu: »Mit zwanzig hatte ich nicht so viel und vor allem so guten Sex wie jetzt!«

Bämmm! Ihre Geschichte ist schon fast zu kitschig, um wahr zu sein: Sie hat den neuen Mann in ihrem Leben bei einem Klassentreffen wiedergetroffen. Schon zu Schulzeiten war sie verliebt in ihn, er aber hatte damals eine andere Freundin. Mehr als vierzig Jahre später hat's gefunkt. Seitdem sind die beiden unzertrennlich. Und verlassen das Bett teilweise nur, um zu essen. Ihre Tochter und seine Söhne haben sich auch schon kennengelernt. Großes Patchwork-Glück – Hochzeit sehr wahrscheinlich.

Ich freue mich für meine Freundin und finde es großartig, dass ausgerechnet sie bestätigt, was die Wissenschaft erforscht hat. Im Mai 2019 kam eine Studie mehrerer Berliner Forschungseinrichtungen, unter anderem der Humboldt-Universität, der Charité und des Max-Planck-Instituts für Bildungsforschung zu einem erstaunlichen Ergebnis: Rund ein Drittel aller Frauen und Männer zwischen sechzig und zweiundachtzig ist sexuell aktiver als der Durchschnitt der Zwanzig- bis Dreißigjährigen. Andere Studien besagen, dass Frauen zwischen fünfzig und sechzig sogar den besten Sex ihres Lebens haben. Eine Studie, die 2007 auf der Jahrestagung der Gerontological Society of America vorgestellt wurde, hat ergeben, dass Frauen ab fünfundfünfzig nicht nur besseren Sex haben als Jahre zuvor, sie verwenden auch mehr Bemühungen und Gedanken darauf. Der Hammer: Den größten Anstieg sexueller Lust und Leidenschaft verzeichnete man bei Frauen Mitte sechzig bis Mitte siebzig!

Sobald wir Frauen die ungesunden Vorstellungen und Mythen über die Wechseljahre ignorieren, erleben wir ganz offensichtlich eine Zeit, die toller sein kann als vieles zuvor. Auch sexuell!

Es stimmt natürlich auch, dass viele Frauen zu Beginn ihrer Wechseljahre eine Sexflaute erleben. Das hat mehrere Gründe. Fangen wir mit den Hormonen an.

Zur Erinnerung: »Wechseljahre« ist der umgangssprachliche Ausdruck für die Zeit vor und nach der Menopause, das Klimakterium. Bei den meisten Frauen sinkt um die vierzig erstmals der Progesteronspiegel. In der Folge werden die Blutungen unregelmäßiger, der Zyklus gerät langsam ins Stottern. Als Menopause bezeichnet man die letzte monatliche Blutung. Wenn wir ein Jahr lang keine Blutung mehr haben, befinden wir uns in der Postmenopause. Viele Frauen wissen allerdings gar nicht so genau, wann denn jetzt wirklich ihre letzte Blutung war und wie klimakterisch sie gerade sind. Im Prinzip ist das auch total egal.

Sobald Frauen gegen die ganzen Begleitumstände Hormone nehmen (in erster Linie Östrogen und Progesteron), verschwinden bei den meisten die Beschwerden. Und dann kriegen viele Frauen auf einmal sogar mehr Lust denn je zuvor. Besonders diejenigen, die zusätzlich auch noch Testosteron nehmen (als Pflaster oder speziell vom Apotheker angefertigte Creme). Die schwärmen dann plötzlich vom besten Sex ihres Lebens. Von einem Neuerwachen ihrer Lust, einem euphorischen Lebensgefühl, von einer Wiedergeburt, dem zweiten Frühling. Einmal, weil sie diesen hormonellen Raketenstoff nehmen, aber auch, weil Menstruation und Angst vor einer Schwangerschaft sie nicht mehr bremsen können.

Wenn Sie jetzt denken: Geil (höhö), Testosteron hole ich mir auch – schön und gut, aber ich will Ihnen die Nebenwirkungen nicht verschweigen: Haarausfall, Akne, Körpergeruch, Bartwuchs, eine tiefere Stimme und gerne auch mehr Fett am Bauch (siehe Kapitel 3).

Eine sehr gute Freundin von mir hat die Zaubersalbe über ein paar Wochen hinweg ausprobiert. Ich habe Tränen gelacht, als sie mir ihre Erfahrungen schilderte.

»Der Postbote musste sich vor mir mehr in Acht nehmen als vor jedem Hund.« Die Redewendung »Spitz wie Nachbars Lumpi…« hat für uns beide seitdem eine neue Bedeutung. Aber sie sagte auch: »Nicht nur mein Sexhunger war neu erwacht, auch meine Haut war in dem Sinne verjüngt, dass ich mehr Akne hatte als mit sechzehn.« Als die Pickel auch an Rücken und Dekolleté zu sprießen begannen, brach sie das Testosteron-Abenteuer ab.

Man muss halt wissen, was einem die Sache wert ist. Manchmal hilft es auch, vorübergehend Testosteron zu nehmen. Wenn man dann wieder in Übung ist, steigt der Appetit möglicherweise von ganz alleine.

Das ist die eine Seite der Medaille, aber Sex und Lust werden natürlich nicht nur hormonell gesteuert. Hormone sind bei Weitem nicht der einzige Grund dafür, wenn Frauen plötzlich mehr oder gar keine Lust mehr haben.

In den Wechseljahren nehmen Frauen nicht nur sich selbst unter die Lupe, sondern auch ihre Beziehung. Und wenn sie erst mal feststellen, wie viele Bedürfnisse unerfüllt sind, wie viel Sprachlosigkeit eingetreten ist, wie viel Desinteresse sich angesammelt hat, dann ist Sex oft einfach nicht mehr drin. Viele dieser Frauen hatten auch in den Jahren zuvor schon nicht mehr so richtig Lust auf den vielleicht nicht gerade prickelnden ehelichen Sex, aber sie haben mitgemacht. »Charity-Sex« nannte das mal eine Freundin von mir. Ein sehr lustiger Ausdruck, aber was hinter dem Wohltätigkeitssex steckt, ist eigentlich traurig. Das Ganze über sich ergehen zu lassen, statt miteinander zu reden und wieder an den Punkt zu kommen, wo man die Nähe des anderen genießt und ihn aufregend findet, ist ja für keinen der Beteiligten eine echte Wohltätigkeit.

Zu dieser Art von Sex sind viele Frauen in den Wechseljahren nicht mehr bereit und lassen es dann lieber ganz. Das finde ich allerdings auch sehr schade. Kein Sex ist nämlich auch keine Lösung und macht eine Ehe nicht besser! Sex zu haben bedeutet, lebendig zu sein. Sich zu spüren, den anderen zu spüren. Nähe zuzulassen, Nähe herzustellen. Sexuelle Energie ist Lebensenergie. Überlegen Sie mal, welche Macht Sex hat, was Menschen alles tun, um mit einem Partner zusammenzukommen. Und da sollte niemand einfach aussteigen, wenn Sie mich fragen. Keine Beziehung ist perfekt, aber mit *gutem* Sex kann man durchaus das ein oder andere Problem kompensieren. Ich kenne Frauen, die seit Jahren keinen Sex mehr mit ihren Männern haben. Wenn sie ganz ehrlich sind, gestehen sie auch ein, dass dann nicht nur im Bett tote Hose ist, sondern in der ganzen Beziehung. Deshalb bin ich der Überzeugung: Sobald eine längere Sexpause eintritt, müssen Paare unbedingt genau darüber miteinander reden.

Apropos reden: Die Schriftstellerin Isabel Allende hat einmal gesagt, der G-Punkt liege zwischen den Ohren!

Das ist ein Satz, den Männer sich unbedingt hinter selbige schreiben sollten. Komplimente wirken Wunder! Nur, weil man schon seit gefühlt hundert Jahren zusammen ist, sind sie nicht überflüssig. »Weißt du eigentlich, wie schön du bist...« Einen Satz wie diesen hört jede Frau gern. Komplimente können eine ganze Beziehung wieder ankurbeln. Es gibt keinen größeren Zünder bei Frauen als das Gefühl, geliebt und begehrt zu werden. Wissen viele Männer nicht. Schade! Wobei das mit den Komplimenten umgekehrt genauso gilt. Auch Männer hören gern, wie toll sie sind. Wertschätzung ist das Zauberwort, und wenn es in Beziehungen davon zu wenig gibt, stirbt als Erstes das sexuelle Verlangen.

Ich bin ja ein großer Fan davon, erst mal das Gute zu betrachten, bevor man sich auf das Schlechte stürzt. Fragen Sie sich doch mal, warum Sie sich in Ihren Partner verliebt haben und was davon noch übrig ist. Wenn Sie es entdecken, sollten Sie sich gut überlegen, ob Sie eine lange Beziehung, in der Sie zuletzt unzufrieden waren, wirklich sterben lassen sollten.

Die Geschichte mit dem G-Punkt zwischen den Ohren heißt auch, dass Reden Gold ist. Intensiv miteinander sprechen, dem anderen zuhören. Sich für den anderen interessieren – das ist in vielen eingefahrenen Beziehungen das einfachste und wirkungsvollste Aphrodisiakum. Auch das gilt für Männer und Frauen gleichermaßen. Wir alle wollen von unserem Partner »gesehen«, wahrgenommen werden. Gucken Sie sich mal frisch verliebte Paare an. Die bemerken am anderen jede Kleinigkeit und verlieben sich in jeden einzelnen Haarwirbel.

Das ist der Zauber, der einen glücklich macht. Man fühlt sich einzigartig. Geliebt, so wie man ist.

So wie man ist ... Das ist ein gutes Stichwort für etwas, das vielen Frauen ab einem gewissen Alter Probleme macht. Ihr Körpergefühl leidet, weil sie sich weniger attraktiv fühlen. Der Busen ist nicht mehr so straff. Das Bindegewebe scheint zu streiken. Viele Frauen nehmen genau in der Zeit zu und fühlen sich alles andere als sexy und begehrenswert. Manche hüllen sich in Sack und Asche – ich persönlich mache da nicht mit, ich liebe meine Overknees. Und wenn jemand meint, ich sei zu alt dafür, ertrage ich das mit großer Gelassenheit.

Mein Geheimnis **Nr. 8**

Anziehen, worauf man Lust hat! Den Granny-Style können die jungen Mädchen tragen. Ich gehe nicht in Sack und Asche, ich entscheide, was mir gefällt! Und manchmal sind es eben die Overknees. Außerdem höre ich auf Guido Maria Kretschmer: Lieber eine Nummer zu weit als eine Nummer zu eng!

Ich glaube, wenn man in einer längeren Beziehung steckt, sollte man dieses Dilemma ansprechen. Und auch in den Wechseljahren können Sie mit einem guten Ernährungskonzept und Sport noch viel an Ihrem Körper umformen. Kein leichter Weg, das muss man ganz klar sagen. Aber Sie können es schaffen (siehe Kapitel 5). Und wenn Sie keine Diät mehr machen wollen: Auch okay! Besinnen Sie sich auf den neuen Trend, der im Internet gerade gefeiert wird wie nie zuvor: sich selbst zu lieben, mit allen Schwächen, Makeln und Fehlern, die man hat. Wer seine Cellulite zeigt, statt sie wegzuretuschieren, kassiert Likes ohne Ende. Curvy Models bekommen positivere Kommentare als Frauen, die zu dünn sind. Ich habe eine Freundin, die im klassischen Sinne keine Schönheit ist, aber sie hat eine umwerfend positive Ausstrahlung. Die zehn bis fünfzehn Kilo Übergewicht sind bei ihr unsichtbar, einfach, weil sie sie selbst nicht stören! Sie hatte noch nie in ihrem Leben Schwierigkeiten, Männer kennenzulernen. Schönheit liegt im Auge des Betrachters.

Sex ist das Salz in der Lebens-Suppe. Warum sollte man freiwillig darauf verzichten? Erst recht nicht in den Wechseljahren, wenn alle Zeichen auf Neuanfang stehen. Vielleicht werden Sie sich Ihrer sexuellen Lust dann erst richtig bewusst und arbeiten sich endlich durch die ganze Tantra- und Kamasutra-Geschichte durch. Für Letzteres muss man ja teilweise schon sehr gelenkig sein, und dafür könnte es dann irgendwann wirklich zu spät sein. Also, lassen Sie sich die Lust von Ihrem schlafferen Bindegewebe nicht verderben. Die Frauen, die mit zunehmendem Alter vom besten Sex ihres Lebens schwärmen, denken nicht die ganze Zeit daran, den Bauch einzuziehen. Das Gegenteil ist der Fall: Sie sind im absolut zweideutigen Sinn lockerer denn je, und das macht sie so aufregend.

Solche Frauen haben dann plötzlich mehr Lust als

jede Dreißigjährige und werden in den Wechseljahren sexuell oft regelrecht wachgeküsst. In dem Alter wissen sie dann meistens genau, was sie wollen und was sie nicht wollen. Sie suchen nicht mehr den Mann, mit dem sie sich Kinder und eine Familie wünschen, sondern einen, mit dem sie Spaß haben können. In jeder Hinsicht. Und was diese Frauen dann ausstrahlen, ist unglaublich!

Ich habe Ihnen ja meine »glühende« Freundin beschrieben. Sie hat gerade nicht nur mehr Sex als mit zwanzig, sie fühlt sich auch sexier als Heidi Klums ganze Topmodel-Riege. Das wirkt kein bisschen peinlich oder »notgeil« – sie strahlt vielmehr eine Lebenskraft aus, die ansteckend wirkt. Und natürlich kann sie sich im Augenblick kaum retten vor Männern, die sie anschmachten. Dass wir uns so glücklich fühlen, wenn wir frisch verliebt sind, ist kein Wunder. In der Regel sagt einem dann der Partner oder die Partnerin (je nach sexueller Orientierung) ja jeden Tag, wie unwiderstehlich man ist.

Aber genau so sollten wir uns auch aus eigener Kraft heraus fühlen. Dann, wenn wir nicht frisch verliebt sind. Die Kunst ist, so zu strahlen und das auszustrahlen, auch wenn kein Mann einem das sagt.

Wir hören in jedem Ratgeber, wie wichtig Selbstliebe und Selbstachtung sind. Wenn wir uns selbst annehmen und lieben, dann strahlen wir etwas Besonderes aus. Stimmt! Und jetzt kommt die gute Nachricht: Genau das gelingt vielen Frauen in den Wechseljahren. Probieren Sie Ihre Sexiness doch mal aus. Stehen Sie zu Ihrer Lebenslust. Machen Sie die Anti-Negativ-Diät und versuchen Sie, drei Tage lang Ihre Aufmerksamkeit nur auf Dinge zu lenken, die gut sind – an Ihnen, in Ihrem Leben, Ihrem Umfeld oder der Welt an sich. Kaufen Sie sich Blumen, schöne Unterwäsche, ein neues Outfit, gehen Sie mit positiven Menschen Essen. Hören Sie Ihre Lieblingsmusik. Wenn irgendwo schlecht über andere gesprochen wird, verlassen Sie die Runde. Sagen Sie Ihrem Spiegelbild nur, was Ihnen an sich selbst gefällt. Und schreiben Sie jeden Tag zehn Dinge auf, für die Sie dankbar sind. Sie werden staunen, was mit Ihnen in diesen drei Tagen passiert. Das kann ich Ihnen versprechen! Es ist besser als drei Tage Schönheitsfarm. Und dazu brauchen Sie weder eine Idealfigur noch ein faltenfreies Gesicht. Ich kenne etliche dieser Frauen, die genau mit dieser Haltung ab Mitte fünfzig regelrecht aufblühen und umwerfend attraktiv sind. Selbstachtung und positives Denken können sexier machen als ein knackiger Körper.

Und das erklärt meiner Meinung nach auch, warum so viele junge Männer auf wesentlich ältere Frauen stehen. Für begehrenswerte Frauen im besten Alter gibt es ja diese berühmt-berüchtigte Abkürzung MILF – *M*other *I*'d *L*ike to *F*uck – frei übersetzt heißt das: Mutter, die ich gerne vernaschen würde.

Diese Frauen, die nicht den Mann fürs Leben, sondern für eine gute Zeit suchen, scheinen für viele jüngere Männer gerade enorm sexy und überhaupt das Nonplusultra zu sein. Als ich zum ersten Mal davon hörte, dachte ich, dass diese Männer einen Mutterkomplex haben müssten oder insbesondere den Toy Boy wohlhabender Frauen spielen wollten. Die gibt's ja ohne Zweifel auch. Bei dem trendigen Modell »Wesentlich ältere Frau mit sehr jungem Mann« meine ich jedoch inzwischen etwas anderes zu erkennen. Ein solches Paar, das seit 2018 immer wieder für Furore sorgt, sind Heidi Klum und Tom Kaulitz. Sie ist siebzehn Jahre älter als er. Umgekehrt findet man den Altersunterschied ganz oft. Fünfzehn oder sechzehn Jahre jüngere Frauen erscheinen vielen Männern als Ideal, bei manchen Paaren ist die Frau sogar über dreißig Jahre jünger, und beide sind happy damit. Heidi Klum hat den Spieß einfach mal umgedreht und sich mit fünfundvierzig ihren bisher jüngsten Mann gekrallt. Ich finde, die zwei sind ein extrem cooles Paar. Natürlich ist Heidi keine »normale« Frau, sondern ein Model. Dennoch wirken die beiden in ihrer unkonventionellen Art umwerfend glücklich, sodass man den Altersunterschied optisch gar nicht wahrnimmt. Und das ist ja auch das Verrückte an der heutigen Zeit. Ich finde es sehr schwierig, das Alter von Leuten zwischen dreißig und Mitte fünfzig zu schätzen. Frauen ziehen nicht nur das Gleiche an wie Männer, auch die Altersgrenzen verschwimmen.

Wie realistisch es ist, dass der irgendwann dreiundfünfzigjährige Tom die dann siebzigjährige Heidi noch super findet, weiß man nicht. Aber ist auch egal. Die beiden haben jetzt eine gute Zeit, und das ist es doch, was zählt. Wie in der Pubertät – da haben wir es schon wieder! Als Teenie hat man auch nicht gleich den Traualtar vor Augen. So ist es auch in den Wechseljahren.

Die kluge Christiane Northrup schreibt in ihrem Buch *Lustvoll durch die Wechseljahre,* man müsse nicht aussehen wie eine heiße Braut, aber man solle sich hin und wieder so fühlen. Ich finde, das ist ein Super-Ziel gerade für die Wechseljahre! In der Zeit gibt es vieles, mit dem wir erst mal kämpfen, aber wenn wir uns da durchgebissen haben, kann die entspannteste Zeit unseres Lebens kommen. Wir wissen, wer wir sind. Wir haben alle möglichen Fehler schon hinter uns gebracht und können jetzt ziemlich eindeutig sagen, was wir mögen und was nicht. Das ist ein großartiges Lebensgefühl, und ich glaube, genau das ist auch der Grund, warum so viele Frauen dann auch endlich sexuell glücklich sind.

KAPITEL 9
WELCHE KLAMOTTEN TUN JETZT WAS FÜR UNS, UND WELCHES MAKE-UP HÄLT AUCH BEI HEFTIGER HITZEWELLE?

MODE

Ältere Frauen waren in der Mode- und Schönheitsindustrie nie so präsent wie heute. Auf Instagram gibt es unzählige Fashion-Bloggerinnen über fünfzig, Eveline Hall hat 2011 mit fünfundsechzig ihre Karriere als Model auf dem Laufsteg von Michael Michalsky gestartet, und die 1921 geborene New Yorker Geschäftsfrau Iris Apfel gilt heute als Mode-Ikone, modelt für Autofirmen, ist mit achtundneunzig begehrtes Covergirl. Selbst das Magazin *Sports Illustrated,* berühmt für Titelbilder mit knackigen Bikinimädchen, zeigte eine über Sechzigjährige im goldenen Bikini.

Alter hat heute nichts mehr mit verschämtem Verwelken zu tun, und entsprechend müssen wir mit fünfzig plus auch nicht mehr in Sack und Asche gehen. Ich persönlich bin zwar oft genervt, wenn sich meine achtzehnjährige Tochter an meinem Kleiderschrank bedient, aber im Grunde kann sie mir kein größeres Kompliment machen.

Allerdings gab es da auch mal eine Geschichte, die ich Ihnen nicht vorenthalten will. Ich besitze einen kurzen schwarzen Lederrock, der am Bauch eng ist und nach unten hin Falten hat. Ich finde den sehr süß und habe ihn meistens mit schwarzem T-Shirt und zu Turnschuhen getragen. Als meine Tochter mich zum ersten Mal in dem Outfit sah, meinte sie:»Mama, du siehst aus wie ein zu altes Schulmädchen!« Ich habe ja viel Humor, aber ich hatte doch kurz eine Schockstarre, bevor ich losprustete vor Lachen. Meine Reaktion:»Du kannst mich auch anders fragen, ob du den Rock haben darfst.«

Aber der Satz hat gesessen, und meine Tochter meinte ihn auch total ernst. Für mich wäre es ein Albtraum, wenn ich meinen Töchtern peinlich wäre. Ich weiß, dass Kinder im Prinzip lieber eine Mama in Kittelschürze haben als eine, die coole Klamotten trägt. Sie leihen sich gerne etwas aus bei den Müttern, aber hip, trendy und cool wollen sie eben selbst sein. Da sollte man keinesfalls konkurrieren. Ich persönlich halte auch nicht viel davon, wenn Mütter sich im Kleiderschrank ihrer Teenie-Töchter bedienen. Der Schuss kann eigentlich nur nach hinten losgehen.

Ich ging dann also mit dem Outfit zu den Profis vom RTL-Styling und fragte nach:»Mal ehrlich, Mädels, hat meine Tochter recht?«

Die Antwort lautete:»Wir verstehen, was sie meint. Du kannst es tragen, und es sieht nicht lächerlich aus, aber die Turnschuhe zu dem Rock sind zu mädchenhaft.«

Alles klar, ich habe es verstanden, eingesehen und den Rock nie mehr angezogen. Auch nicht mit anderen Schuhen. Genau das ist der Knackpunkt für junggebliebene Frauen, die die fünfzig überschritten haben: Man fühlt sich jung genug, das ein oder andere jugendliche Outfit noch tragen zu können, aber es ist dann doch nicht das Gelbe vom Ei.

Wir reden hier nicht von der Uniform Jeans, Bluse, T-Shirt oder Pulli – die trage ich an dreihundertvierzig von dreihundertfünfundsechzig Tagen im Jahr auf dem Weg ins Büro und am Nachmittag. Wir sprechen von Rocklängen, Ausschnitten, nackter Haut.

Ich war neulich in Berlin bei einer Party der Zeitschrift *BUNTE*. Ich fühlte mich super, Wochenende ohne Kinder, unterwegs mit meinem Mann in der Hauptstadt. Ich ging da im kurzen, aber hochgeschlossenen und langärmeligen Glitzerkleid und Overknees hin. An dem Abend konnte mich nichts umhauen. Ich fand mich schön in dem Outfit, sexy, doch im Prinzip habe ich nur zehn Zentimeter nackte Haut zwischen Rocksaum und Stiefelkante gezeigt. Kann sein, dass ich eine Woche vorher in dem Look auf keinen Fall vor die Tür gegangen wäre und erst recht nicht zu einem Event, bei dem ich eventuell in der Zeitung lande, auf jeden Fall aber im Netz auftauchen würde.

Und damit haben Sie mein Mode-Credo! Ich ziehe noch Miniröcke an, ich trage noch Overknee-Stiefel und auch mal einen tiefen Ausschnitt, aber: Ich muss in der Stimmung sein, das »verkaufen« zu können. Sobald ich auch nur einen leisen Zweifel habe, ob mir das steht, höre ich auf meine innere Stimme, und die sagt: Ausziehen!

Es ist wie mit einem roten Kleid. Mit der Farbe schreit man: Guckt mich an! Die Blicke und die Urteile muss man dann aber auch ertragen können. Nichts ist schlimmer, als wenn man in so einem Hingucker vor die Tür geht und sich gut fühlt, im Laufe des Abends aber immer unsicherer wird und am liebsten unter die Teppichkante kriechen würde. Besonders kritisch beäugen einen in solchen Klamotten natürlich andere Frauen. Ich habe eine zugegeben gewichtsbesessene Freundin, wenn sie U70, also unter siebzig Kilo wiegt, müssen wir immer was unternehmen, weil sie dann in ihre Lieblingsklamotten passt und sich so dann auch zeigen möchte. Besagte Freundin ist besser als jede geeichte Waage. Sie guckt eine Frau an und sagt ihr auf den Kopf zu, wie viel sie wiegt. Haben wir bei Frauenabenden schon *Wetten, dass ...?*-mäßig getestet und sehr gelacht.

Männern ist es übrigens meistens egal, ob wir ein Kilo zu- oder abgenommen haben. Erinnern Sie sich? Man muss nicht aussehen wie eine heiße Braut, aber man sollte sich manchmal so fühlen ...

Andererseits erzeugt dieser ganze Hype um Frauen, die so schön altern, natürlich einen ungeheuren Druck. Viele Frauen haben irgendwann einfach keine Lust mehr, sich zu überlegen, was sie denn nun anziehen sollen. Anderen war Mode schon immer egal und ist es ihnen in den Wechseljahren erst recht. Auch okay! Lässigkeit ist keine Frage der Klamotten oder des Make-ups. Mir hat Mode schon immer viel Spaß gemacht, und ich liebe schöne Sachen, aber ich kann mir auch vorstellen, dass es sehr entspannend sein muss, wenn Äußerlichkeiten einen kein bisschen interessieren. Ich beneide oft meinen Mann, wenn wir in Urlaub fahren. Während ich vor einem Klamottenberg stehe, den ich in den Koffer bugsieren will, frage ich mich immer: Aber welche Schuhe ziehe ich denn dann zu dem Kleid hier an? Und welche zu dem dort? Mein Mann zieht die schwarzen an, nimmt noch ein paar Sneakers mit und Flipflops – Ende. Ich werde schuhtechnisch auch immer entspannter, aber beim Kofferpacken frage ich mich jedes Mal, ob ich noch zwei spezifischere Antibiotika einpacken soll oder lieber ein weiteres Paar hohe Hacken.

Sehr bemerkenswert finde ich ja auch den Granny-Style. Angefangen hat der Oma-Look 2016, als Grau zum neuen Blond erklärt wurde. Seit einiger Zeit werden auch wadenlange Plisseeröcke, hochgeschlossene Rüschenblusen, Strickwesten, Lederhandschuhe, Spitzenkleider, Halstücher und ganz flache Schuhe wieder als letzter Schrei gepriesen. Schön, dass man sich jetzt angeblich sogar an Omas Kleiderschrank bedienen kann, aber meiner Meinung nach sehen schon Fünfundzwanzigjährige darin aus, als wären sie doppelt so alt.

»Granny« sind einige von uns dank unserer Kindeskinder, da müssen wir uns nicht auch noch mit Klamotten als Omas verkleiden, denke ich. Aber natürlich gilt auch hier: Erlaubt ist, was uns gefällt. Wir sind die erste Generation von Frauen, die auch modisch machen darf, was sie will. Eine Freundin von mir ist ein noch konsequenteres ewiges Hippiemädchen, als ich es bin, und läuft das ganze Jahr über kiloweise behangen mit

Ethnoschmuck und Wallakleidern durch die Gegend. Sie sieht selbst Weihnachten im tristen Köln nach »Sommer auf Ibiza« aus. Würde ich nicht jedem empfehlen, aber sie hat eine Hippie-Seele und sähe im Cordanzug total verkleidet aus.

Das alles hat Sie jetzt vielleicht nicht weitergebracht in der Frage: Was darf man denn mit fünfzig noch tragen, was sollte man im Schrank haben, was sollte man aussortieren?

Ich wollte zu gern wissen, was denn Deutschlands größter Frauenliebling und Frauenversteher Guido Maria Kretschmer dazu sagt. Ich liebe ihn seit der Krönung des niederländischen Prinzen Willem Alexander und seiner Maxima. Wir kommentierten das royale Ereignis damals zusammen mit Frauke Ludowig live. Ich konnte mich kaum bewegen, weil mein rotes Spitzenkleid einfach machte, was es wollte. Da ließ GMK mal wieder einen seiner berühmten Sätze ab: »Spitze will nach oben!« Das werde ich nie vergessen, und seitdem kann ich nicht mehr an Spitze denken, ohne Guido Maria im Geiste zu knutschen.

Natürlich mache ich seitdem mit jedem Spitzenteil auch erst einen Sitztest, bevor ich es wirklich trage. Bei seiner Hochzeit mit Frank Mutters im Herbst 2018 auf Sylt wählte ich zur Trauung auch wieder eine Art Spitzenkleid. Da hatte ich wie alle anderen Gäste ein anderes Problem: Wir haben abwechselnd vor Rührung geweint und dann wieder Tränen gelacht.

Guido Maria wird mit Recht von so vielen Frauen

und auch Männern verehrt. Er ist ein ganz besonderer Mensch. Leute wie er sind in der Medienbranche selten, und das spüren seine Fans. Zu denen zähle ich mich auch, und deshalb war für mich klar: Wenn ich einen zum Thema »Mode und Menopause« frage, dann den großartigen GMK.

Guido, gibt es für Frauen Ü50 ein modisches No-Go? Die Mode sollte doch in erster Linie ein Vergnügen sein, und da klingt ein No-Go wie eine textile Kriegserklärung, die keinen Sinn macht. Es ist vielmehr ein schmaler Weg an einem Berghang, der umso sicherer ist, je besser die Ausrüstung ist. Um in diesem schönen Bild zu bleiben, stellt sich auch die Frage, wer ist der Hang und wer ist der Weg? Es ist unerlässlich, sich bewusst zu machen, dass mit Mode vieles zu optimieren ist. Mode ist ein guter Begleiter, wenn nicht gegen den Körper gearbeitet wird. Mit der richtigen Kleidung können wir unsere Persönlichkeit unterstreichen, und auch unser Gegenüber wird den ersten Eindruck nicht vergessen. Wir zeigen, wer wir sind, ohne auch nur ein Wort gesagt zu haben. Der zuvor angesprochene Abgrund ist ja in aller Regel nicht das eigene Empfinden für unseren Style, sondern vielmehr das Urteil der anderen.

Es gibt für Frauen auf der ganzen Welt nur ein No-Go, nämlich etwas zu tragen, das gegen sie arbeitet. Ich glaube, was uns gefällt, hat erst mal Vorfahrt, und mit etwas Geschmack und einem Gespür für Formen und Farben geht gerade ab fünfzig alles.

Macht es einen Unterschied, ob man mit Ü50 Größe 36 oder 42/44 trägt?

Ich glaube, es macht nur einen Unterschied, ob Frau Größe 36 oder 56 trägt – egal in welchem Alter. Es ist doch völlig gleichgültig, ob ich als Vierundzwanzigjährige in der Konfektionsgröße 36 einkaufen gehe oder ob ich achtundfünfzig Jahre alt bin. Die kleinen Größen haben immer den entscheidenden Vorteil, aus vielen Angeboten aussuchen zu können. Da stellt man sich nur die Frage: Steht mir das, und nicht, hoffentlich passe ich da rein. Je größer wir werden, desto schwieriger ist es, auf dem standardisierten Modemarkt fündig zu werden. Ich bin mir aber sicher, dass auch die größeren Größen ein realistisches Bild von ihrem Körper haben sollten, da zu eng nie schön aussieht. Nicht alles, was Designer sich ausdenken, ist auch für jeden Figurtyp geeignet. Ein bauchfreies Top zum Beispiel ist sicher nicht für jede Figur die erste Wahl. Aber auch nicht jede, die keinen Bauch hat, sieht umwerfend darin aus. Schlank heißt nicht automatisch, alles tragen zu können.

Was geht mit Ü50 überhaupt nicht mehr, oder kann man das gar nicht so sagen?
Was geht oder nicht geht, hat mit der Persönlichkeit der Trägerin zu tun. Frauen wissen in der Re-

gel, dass sie die Verpackung dauernd ändern können, obwohl der Inhalt doch immer der gleiche bleibt. Vielleicht sehen wir aus diesem Grund bei jedem Neukauf auch die Chance auf eine neue Erfahrung und eine weitere Facette unserer Persönlichkeit. Gut, eine neue Bluse rettet nicht die Welt, kann aber ein guter Start in einen neuen Look sein. Somit ist es eben das Gefühl, was Kleidung und insbesondere neue Kleidung mit uns macht. Sie ist sozusagen ein Neustart für den Augenblick. Ich würde nicht explizit sagen, dass jeder in jedem Alter alles tragen kann und sollte. Es tut vermutlich wenig für eine reife Dame, wenn sie in einem Negligé und Springerstiefeln zum Einkaufen geht. Ein achtzehnjähriges Topmodel könnte womöglich das Nachthemdchen noch weglassen. Es sollte zu uns passen, was wir anziehen. Und wir sollten die Körperregionen betonen, die wir besonders gern an uns mögen. Wer seine Oberweite schon immer mochte, der muss auch mit Ü50 nicht darauf verzichten, sie zu betonen. Wer mit achtundsiebzig gern in Lack und Leder losmarschieren möchte, der braucht sicher etwas Mut, aber für mich ist es allemal okay.

Es ist doch ein Ausdruck von Freiheit, in einer Gesellschaft zu leben, die es erlaubt zu tragen, was jeder tragen möchte. Toleranz gehört zur Mode wie die Raute zu Angela Merkel! Mode ist gerade in den Wechseljahren ein Vehikel, seine Attraktivität nicht zu verlieren. Sich als Frau hübsch und attraktiv zu fühlen ist in der Zeit besonders wichtig und sollte ein Trend werden.

Du machst auch Mode für gestandene Frauen, worauf kommt es dir dabei an?
Mode sollte Frauen einfach schöner machen. Punkt! Es braucht gar nicht viel, um gut angezogen zu sein. Definitiv ist Geld nicht der Garant für ein perfektes Outfit. Genauso steht es natürlich nicht im Weg, denn Qualität hat natürlich ihren Preis. Ich denke, mit zunehmendem Alter sehen billige Fummel einfach nicht mehr gut aus. Ein ausgeleierter Pulli, der unter Umständen auch schon abgetragen ist, sollte für eine erwachsene Frau nicht mehr die erste Wahl sein. Je älter wir werden, desto wichtiger ist es, Kleidung zu tragen, die gepflegt und wertig aussieht. Deshalb achte ich als Designer darauf, dass die Kollektionsteile qualitativ hochwertig und gut miteinander kombinierbar sind. Es sollte kein einziges Tier für meine Kollektion sterben, und Frauen sollen sich in meiner Mode frei und schön fühlen. Ich mochte es schon immer, für reale Frauen zu arbeiten und nicht für eine kleine Minderheit. Es gibt in der Mode nicht die eine Wahrheit, es ist vielmehr das Vergnügen, dass auch ein Gerücht gut aussehen kann.

***

Der Meister hat gesprochen. Ich finde, damit kann man definitiv etwas anfangen. Und ich stimme GMK voll und ganz zu: Wenn Sie sich mit einem Style so richtig wohlfühlen, dann ist er genau der richtige! Gute Styling-Tipps habe ich übrigens auch in seinem Buch *Anziehungskraft – Stil kennt keine Größe* gefunden.

BEAUTY

»Mehr ist mehr« halte ich in vielen Lebenslagen für absolut angebracht, aber in Sachen Beauty gilt ab einem gewissen Alter: Weniger ist mehr! Und hier haben wir den ganz großen Unterschied zur Pubertät: Junge Mädchen decken ihre Pickel ab, was teilweise nur mit spachteldickem Concealer und Make-up funktioniert. Das gilt allerdings nicht für Falten. Wenn wir da dick auftragen, sehen wir sofort zehn Jahre älter aus. Ich kreische jeden Morgen in der RTL-Maske: »Nur ein Tropfen Make-up und bitte nur eine Schicht Puder unter dem Auge!« Mir ist lieber, man sieht meine Sommersprossen, als dass ich so ein zugekleistertes Make-up-Gesicht geschminkt bekomme. Seitdem wir hochauflösendes HD-Fernsehen haben, ist die ganze Chose ziemlich tricky geworden. Ich persönlich finde, HD für Naturdokus und Sportübertragungen reicht. Denn was haben die Zuschauer davon, dass sie bei Menschen jetzt jede einzelne Pore sehen?

Unterm Strich bedeutet das: Fürs Fernsehstudio muss man sich mindestens so sorgfältig schminken wie für die freie Wildbahn. Deshalb habe ich meine Freundin Gerda Reifferscheidt, Chef-Maskenbildnerin bei RTL, um ein paar Profitricks gebeten! Gerda hat mich nicht nur schon gefühlte zehntausend Mal geschminkt, wir beide haben 2017 auch bei dem irren Strongman-Run auf dem Nürburgring mitgemacht und davor monatelang zusammen trainiert. Da war Make-up gar kein Thema, denn wir sind über Stock und Stein, durch tiefen Matsch und eiskaltes Wasser gerannt. Am Ende sahen wir aus wie geteert und gefedert. Nicht gerade vorteilhaft, aber wir waren sauglücklich und hatten einen riesengroßen Spaß. Dass Gerda einerseits die Spezialistin für Glamour hoch zehn ist und man andererseits mit ihr uneitel an seine Grenzen gehen kann, macht sie für mich zu einer ganz besonderen Freundin.

Mein Geheimnis **Nr. 9**
Beim Make-up gilt: Weniger ist mehr! Viel Make-up lässt nicht nur junge Mädchen älter aussehen, sondern ältere auch. Ich nehme für große Events maximal einen Tropfen Make-up, bei Rouge und Wimperntusche darf es allerdings mehr sein. Das macht frisch! Vorsicht mit Puder. Ein Blatt Klopapier ist manchmal besser gegen glänzende Stellen.

Das folgende Gespräch haben wir bei einem unserer »Zehnis« geführt, zehn Kilometer laufen, an einem Sonntagmorgen bei Nieselregen.

Gerda, wir wollen alle frisch und natürlich aus-
sehen, wie kriegt man das morgens im Bad hin?
Wer Make-up liebt, sollte sich unbedingt beraten
lassen, um die richtige Farbe zu finden. Gerade
sind ja alle möglichen Glow-Produkte in. Ich rate,
damit sparsam umzugehen. Nicht aufs ganze Gesicht verteilen, sondern höchstens auf die Wangen-
knochen und ein bisschen auf die Nase. Gegen Au-
genschatten empfehle ich einen flüssigen Concealer,
der einen Ton heller sein sollte als der Teint. Cre-
miger Concealer setzt sich zu sehr in den Augen-
fältchen ab. Rouge ist der beste Frischmacher. Am
besten sucht man sich einen schönen Pfirsichton
aus. Apricot, Nude und rosigere Töne sind auch bei
Lippenstiften die erste Wahl. Tückisch sind dunkle
Rottöne. Die machen die Lippen kleiner, wirken
zu hart und lassen die Zähne schnell gelblich aussehen. Beim Augenlid empfehle ich weichere Lid-
schatten in matten Tönen.

Viele Frauen haben in den Wechseljahren mit Hitze-
wallungen zu kämpfen. Nach so einer Attacke ver-
rutscht auch gerne mal das Make-up. Wie kann man
das haltbarer machen?
Nur nicht zu viel Puder verwenden! Blotpaper sind
die bessere Wahl, und wenn man das gerade nicht
zur Hand hat, ist tatsächlich Toilettenpapier nicht
schlecht, weil es so saugfähig ist. Man nimmt ganz
einfach ein Blatt und tupft sich den Schweiß damit
ab. Auch sollte man darauf verzichten, den unte-

ren Wimpernrand zu tuschen. Das verschmiert bei Hitzewallungen. Dafür die oberen Wimpern umso stärker tuschen! Das vergrößert auch die Augen optisch, die ja mit zunehmendem Alter kleiner werden.

Bei fliegender Hitze fällt bei vielen Frauen auch die Frisur in sich zusammen. Wie kann man die schnell retten?
Wenn die Hitzewallungen nicht so heftig sind, kann man den Ansatz immer mal wieder mit Trockenshampoo aufpeppen. Bei heftigen Attacken hilft aber leider nur trockenföhnen.

Haarfarbe ist ja auch so ein Thema. Was muss man beim Make-up beachten, wenn man die Haare nicht mehr färbt und das Grau zum Vorschein kommt?
Graue Haare gelten inzwischen als modisches Statement und sind Ausdruck von Lebenserfahrung und Persönlichkeit. Also sollten Frauen sich ruhig trauen! Allerdings ist nicht jedes rausgewachsene Grau schmeichelhaft. Bei gelbstichigem Grau kann jeder zu Hause mithilfe einer violetten Spülung sein Haar weißer wirken lassen.

Graues Haar lässt allerdings schnell den Teint fahl aussehen, deshalb beim Make-up besser kräftige Farben wählen und keine blassen Pastelltöne. Ein guter Haarschnitt ist immer vorteilhaft, das gilt ganz besonders, wenn man zu seinen grauen Haaren steht.

Und was sollen die Frauen beachten, die färben?
Man sollte darauf achten, dass die Haare nicht zu dunkel werden. Das lässt eine Frau älter erscheinen, als sie ist. Gold- und Brauntöne vor allem ums Gesicht herum machen weich und jugendlich. Highlights im Haar lassen einen strahlen.

***

Aber was ist, wenn uns trotz Top-Frisur, Eins-a-Make-up, geistiger Reife und differenziertem Selbstbild doch die ein oder andere Falte stört? Dann gibt es noch Botox und Co. Das Nervengift Botox wird seit mehr als dreißig Jahren gegen Falten eingesetzt und ist im Prinzip ein noch schlimmeres Tabuthema als die Wechseljahre. Millionen Frauen lassen sich damit behandeln, aber das öffentlich zuzugeben oder abzustreiten ist fast schon gefährlich.

Jeder Frau, die sich Botox spritzen lässt, wird von anderen Frauen abgesprochen, dass sie in Würde altert. Eine unfassbare Unterstellung. Seit wann ist Würde an Falten festzumachen? Sind Frauen, die ihre Achselhaare sprießen lassen, charakterlich auch gefestigter als diejenigen, die epilieren? Beim Thema Botox erregen sich die Gemüter zum Teil mehr als bei wirklich wichtigen Themen wie Kinderarmut, laschem Strafrecht für Sexualstraftäter und vielem mehr.

Warum ist das so? Ich glaube, es liegt an der Heimlichtuerei. Diese ganzen Behandlungen kosten viel Geld. Einige Frauen können sich eine künstliche Verjüngung leisten und andere nicht. Das ist gemein. Noch gemeiner den anderen Frauen gegenüber ist es aber, dass viele Frauen, die sich mit Botox haben behandeln lassen, dann so tun, als wären es gute Gene, drei Liter Wasser am Tag und viel Schlaf, die für ihr jugendliches Aussehen verantwortlich sind. Gerade deshalb ist die Häme besonders groß, wenn man insbesondere bei Frauen, die in der Öffentlichkeit stehen, sieht, dass sie etwas haben machen lassen.

Auch ich werde von einigen Hatern auf Instagram und Facebook als Botox-Fresse etc. beschimpft. Denen antworte ich nie, aber ich lösche die Kommentare auch nicht. Weil es mich nicht berührt. Ich nehme überschwängliche Komplimente genauso gelassen hin wie das Gegenteil. Und ja, ich lasse mir zwei Mal im Jahr meine Zornesfalte lahmlegen und meine linke Augenbraue mit Botox anheben. Die Falte und die Asymmetrie meiner Augenbrauen stören mich. Dafür gibt es ein jahrelang erprobtes, ungefährliches Mittel, ich bin vierundfünfzig, arbeite beim Fernsehen und mag mich lieber symmetrisch. Schlimm? Ich finde nicht. Und das tut weder meiner Würde noch meiner Intelligenz einen Abbruch.

Zum Thema Botox & Co. habe ich Dr. Ziah Taufig, Präsident der Gesellschaft für Ästhetische Chirurgie Deutschland, getroffen und mir von ihm die verschiedenen Methoden erklären lassen.

Herr Dr. Taufig, was empfehlen Sie Frauen um die fünfzig, wenn sie mit dem Wunsch zu Ihnen kom-

men: Ich möchte gerne jünger und frischer ausse-
hen?

Als Erstes analysiere ich, warum die Frau im Gesicht Volumen verloren hat. Denn das ist meist das,
was die Frauen stört. Der Volumenverlust des
Gewebes führt zu erschlaffter Haut. Gesichtsfalten
sind programmiert. Liegt es an den Hormonen? Ich
empfehle den Frauen auf jeden Fall eine Hormon-
analyse, um abzuklären, ob fehlende Hormone die
Ursache des Volumenverlustes sein könnten. Wenn
ja, muss der Verlust ersetzt werden. Die Hormone
alleine regen schon den Aufbau von Knochensub-
stanz wieder an. Beginnende Osteoporose sieht
man auch im Gesicht. Wenn der Schädel kleiner
wird, wirkt die Haut wie ein zu großer Mantel.

Bei vielen Frauen polstert bereits die Wirkung
der Hormone das Gesicht wieder auf, weil sie zu
Wasseransammlungen führen. Das weiß eigentlich
jede Frau, wenn sie die Hautspannung während der
verschiedenen Phasen der Periode/Nichtperiode beobachtet. Manchmal hat sich eine Unterspritzung
dann schon erledigt. Auf jeden Fall aber muss man
Frauen, die Hormone nehmen, bei einer gewünschten Unterspritzung ganz anders behandeln als solche, die keine nehmen. Eigenfett ist da oft besser
als Hyaluron.

Was ist der Unterschied zwischen Hyaluron und
Eigenfett?
Volumenaufbau mit *Eigenfett* ist meiner Meinung

nach das Beste: Dazu entnimmt man der Frau die benötigte Fettmenge entweder am Bauch, an den Schenkeln oder wo auch immer die Frau das wünscht. Das geschieht unter Lokalanästhesie und ist kein großer Eingriff. Danach wird dieses Fett aufbereitet und kann später dann über den Knochen oder über Muskeln des Gesichts sehr zielgenau injiziert werden. Vorteil Nummer eins: Eigenfett kann nicht überdosiert werden, weil es im Gewebe am Gefäßsystem anwachsen muss. Der nicht angewachsene und überflüssige Fettanteil wird einfach abgebaut und ausgeschieden. Ein weiterer Vorteil: Die Wachstumsfaktoren im Fett bewirken, dass die Haut praller, elastischer und frischer aussieht. Wenn diese Behandlung gut gemacht wird, dann hält sie ewig, weil das Eigenfett wie gesagt anwächst. Nachteil: Die Behandlung ist teurer, weil die Fettentnahme in einem OP unter sterilen Bedingungen stattfinden muss, und auch die Aufarbeitung des Fettes muss bezahlt werden. In der Regel kostet ein so behandeltes Gesicht zwischen 1800 und 2500 Euro.

Hyaluronsäure ist eine Kette aus Zuckermolekülen. Es ist heutzutage die erste Wahl zur Faltenunterspritzung, weil es von der Industrie in Form von Fertigspritzen angeboten wird und meistens gut verträglich ist, man damit sehr fein arbeiten kann und weil es Wasser bindet. Auch damit lassen sich Falten sehr gut »unterfüttern«. Das Hyaluron baut der Körper allerdings nach und nach wieder ab.

Es ist ganz klar günstiger als die Behandlung mit Eigenfett.

Die Patientinnen müssen für das ganze Gesicht etwa mit 1500 Euro rechnen. Denn ein Milliliter (das ist nicht viel!) kostet im Durchschnitt zwischen 250 und 400 Euro. Allerdings baut es sich nach einem halben Jahr wieder ab.

Botox ist kein Füllmaterial, sondern ein Nervengift. Es lähmt die Muskelaktivität und entspannt vorhandene Falten. Damit eignet es sich zum Beispiel zur Behandlung von Stirnfalten, Zornesfalten, kleinen Lippenfältchen und Krähenfüßchen. Auch die Mundwinkel können mit Botox angehoben werden. In den USA lassen sich viele Frauen Botox in die Waden injizieren, damit sie sportlicher aussehen. Die Kosten variieren. Botox wird in Einheiten berechnet, eine kostet zwischen sechs und elf Euro. Man kann eine Gesichtsbehandlung grob mit 120 Euro aufwärts berechnen. Ich warne eindringlich vor Botox-Partys, wo es die Behandlung meistens billiger gibt. Da fließt oft Alkohol, was schon mal ein absolutes No-Go für eine Behandlung ist. Dabei drohen nämlich Kreislauf- und Hygieneprobleme. Und bei diesen Partys wird das Mittel oft so verdünnt, dass es kaum wirkt. Oft haben wir es da mit unseriöser Geldschneiderei zu tun.

Ansonsten ist Botox eines der am meisten verwendeten Medikamente der Welt und wahrscheinlich auch am besten erforscht. Es wird in ganz vielen medizinischen Bereichen verwendet. Zum Beispiel bei Migräne und besonders oft bei Hämorrhoiden. Wenn der Analschließmuskel verkrampft, wird heutzutage nicht mehr operiert, um ihn zu entspannen, sondern mit Botox-Injektionen gearbeitet.

Seit vielen Jahren werden ja auch Fäden zur Hautstraffung verwendet. Was halten Sie davon?

Ich persönlich halte davon nicht viel. Die Fäden bestehen aus medizinischen Kunststoffen, sehen aus wie kleine Fischgräten mit oder ohne Widerhaken und werden ins Unterhautfettgewebe platziert. Die Fäden verankern sich dort. Dann zieht und spannt der Arzt die Fäden, um den gewünschten Straffungseffekt zu erzielen. Gefahr: Fremdkörperreaktionen des Körpers. Heutzutage hat ja nahezu jeder Mensch irgendwelche Allergien. Das kann bei den Fäden zum Problem werden. Ich will allerdings nicht bestreiten, dass ein Fadenlifting bei vielen Frauen gut geht und auch gut aussieht. Ich persönlich habe da allerdings meine Bedenken. Und das Fadenlifting hält nicht lange. Nach einem halben Jahr beginnt der Auflösungsprozess. Ein Faden kostet rund 300 Euro. Inklusive Vor- und Nachbehandlung müssen die Patientinnen mit mindestens 1500 Euro rechnen.

Hollywood schwört angeblich auf das sogenannte Vampir-Lifting – kann das was?

Ja, das kann was! Beim Vampir-Lifting wird mit aufgearbeitetem Eigenblut gearbeitet. Der Fachausdruck lautet PRP-Therapie, PRP steht für Platelet Rich Plasma (deutsch: plättchenreiches Plasma). Dabei werden etwa 20 Milliliter Eigenblut entnommen, filtriert und zentrifugiert. Nach einer halben Stunde hat man dann die herausgefilterten Blutplättchen – die Thrombozyten. Diese werden anschließend wieder in die Haut injiziert. Die darin enthaltenen Wachstumshormone glätten kleine Fältchen und lassen die Haut vor allem neu erstrahlen. Wir erleben eine natürliche Regeneration der Haut. Die Behandlung ist geeignet fürs Gesicht, fürs Dekolleté, bei Schwangerschaftsstreifen und zur Verjüngung der Handrücken. Die Kosten belaufen sich auf rund 1200 Euro. Der Effekt hält etwa ein halbes bis ein Jahr.

Vor dem Facelift haben viele Angst, aber Oberlidstraffungen erfreuen sich wachsender Beliebtheit. Was erreicht man damit?

Man schaut den Menschen zuerst in die Augen. Und wenn die durch Schlupflider immer müde und schwer aussehen, ist das ein erster Eindruck, der oft falsch ist. Das kann durch eine Lidstraffung behoben werden. Der Eingriff dauert dreißig bis fünfundvierzig Minuten und kann unter lokaler Betäubung stattfinden. Im Idealfall bemerkt man dann nach sieben bis zehn Tagen die mikrofeine Narbe in der Lidfalte schon nicht mehr. Kosten ab 1700 Euro.

***

Ganz wichtig: Was auch immer Sie machen lassen, tun Sie es nur für sich! Und informieren Sie sich gut über die Ärzte. Unterspritzungen, Botox & Co. machen sowohl Hautärzte als auch Plastische Chirurgen. Googeln Sie im Internet die Fachgesellschaften. Ärzte, die dort Mitglied sind, haben eine Facharzt-Ausbildung. Und hören Sie auf Ihr Bauchgefühl. Auch wenn eine Freundin diesen oder jenen Arzt super findet, sollten Sie es nicht verdrängen, wenn er Ihnen unsympathisch ist. Und: Im Zweifel immer eine zweite Meinung von einem weiteren Arzt einholen.

KAPITEL 10
SOULSISTERS – WARUM FREUNDINNEN SO WICHTIG SIND UND WARUM WIR FRAUEN ENDLICH SOLIDARISCHER WERDEN MÜSSEN

Bevor wir Frauen uns im Leben auf die Männer konzentrieren, geht's nur um eine – die BFF, *Best Friend Forever,* also die beste Freundin für immer und ewig. Das erlebe ich gerade bei meiner zwölfjährigen Tochter. Die meisten Jungs kann sie nicht ertragen, weil die einfach »so doof« sind. Mit ihrer BFF Manohra hingegen versteht sie sich blind, auch ohne Worte. Da werden Ketten mit zwei Herz-Hälften getragen, Freundschaftsarmbänder, selbst im WhatsApp-Status bekennen sich die Mädchen zueinander.

Diese Sehnsucht nach der superguten Freundin, der Verbündeten, derjenigen, der wir alles sagen können, der Gefährtin, der Seelenverwandten, haben wir alle schon als sehr junge Mädchen. Wir wissen instinktiv sehr früh, wie wichtig die Freundschaft zu einer anderen ist. Mit der gehen wir durch dick und dünn, für sie legen wir uns mit anderen an, für sie würden wir alles tun. Die beste Freundin macht uns stark. Mit ihr bilden wir eine Einheit. Natürlich erwarten wir, dass dieses Mädchen für uns das Gleiche tun würde. Wenn unsere BFF dann plötzlich ein anderes Mädchen zur besten Freundin hat, ist das Leid vergleichbar mit schlimmem Liebeskummer. Wir fühlen uns verraten, sind zutiefst verletzt, empfinden uns als wertlos und können nicht verstehen, warum diese Liebe auf einmal vorbei sein soll. Millionen Mädchen erleben das Tag für Tag. Ich habe dieses Leid als Kind ebenfalls einmal erlebt und musste auch schon meine Töchter trösten, wenn eine angebliche BFF von heute auf morgen in der Schule nicht mal mehr Guten Morgen gesagt hat.

Das Abwandern der besten Freundin ist bei den meisten von uns der erste große Verlust. Das erste Mal, dass unser Vertrauen missbraucht wurde. Wir werden einfach so aussortiert, weil ein anderes Mädchen cooler ist, schon größere Brüste hat, schon Leute aus der nächsten Stufe kennt und so weiter. Die Gnadenlosigkeit von Mädchencliquen ist brutal. Los geht's meistens in der eh schon schwierigen Pubertät. Die Mädchen liefern sich Gefechte, mit denen wir uns auch später als Frauen jahrelang völlig unnötig das Leben schwer machen.

Meine kluge Frauenärztin Katharina Kern hat mir dazu gesagt: »Es geht nach wie vor um das Mammut. Es ist so, als säßen wir noch immer hungrig ums Feuer herum und die Männer kämen mit einem erlegten Mammut in die Höhle. Wenn ich hübscher bin als die andere, kriege ich das größere Stück Fleisch. Das Programm ist Millionen Jahre alt und kann offenbar nicht gelöscht werden.«

Würden die Frauen sich zusammentun und selbst

jagen, könnten sie das Mammut fair untereinander auf-
teilen. Das verstehen Mädchen in der Pubertät aber
noch nicht, und erst in den Wechseljahren dämmert es
dann einigen Frauen.

Wenn meine Töchter ihre Freundinnen mitbringen,
lege ich mich hin und wieder ins Zeug und predige den
Mädels, wie wichtig es ist, dass sie solidarisch untereinander sind. Dass sie einander wirkliche Freundinnen
sein und nicht über andere lästern sollen. Dass sie ehrlich zueinander sein sollen. Ich finde, es ist wirklich eine
Schande, dass die Schulen gerade in Zeiten schlimmsten
Mobbings nicht mehr Wert auf Sozialkompetenz legen
und keine wirkliche Sozialkunde auf die Lehrpläne setzen. Wie viel besser wäre unsere Gesellschaft, wenn
Kinder täglich eine Stunde lang lernen würden, was
Gefühle mit ihnen machen, warum Ausgrenzung von
anderen schlecht ist, was Respekt bedeutet, und auch,
warum zu viel Zucker und Fast Food ihre Gesundheit
ruiniert? Das Thema liegt mir ähnlich am Herzen wie
die Wechseljahre, und mir tun gemobbte Kinder unendlich leid.

Mein
Geheimnis
Nr. 10

Niemand kann gute Freundinnen ersetzen –
die brauchen wir mit fünfzig genauso wie
mit fünf. Sie verstehen uns, trösten uns,
inspirieren uns, sagen uns auch mal die
Meinung und akzeptieren uns ansonsten so,
wie wir sind.

Deshalb halte ich es für eine ganz wichtige Mutterpflicht, den Mädchen und auch den Jungs den Wert von wahrer Freundschaft beizubringen.

Ich habe dieses Kapitel Soulsisters, also Seelenschwestern genannt, weil ich die Freundschaft und Solidarität zu anderen Frauen für fundamental wichtig halte. Und das gilt für jedes Lebensalter.

Meine Freundin Barbara und ich kennen uns seit der fünften Klasse. Da waren wir elf. Bis heute sind wir beste Freundinnen. Wir wissen *alles* voneinander. Wir haben uns durch die Pubertät begleitet. Die erste große Liebe. Die zweite große Liebe, die dritte große Liebe ... Alle Liebeskummer. Alle Fehltritte. Wir wissen, welche Männer wir uns hätten sparen können. Welche Nächte wie geendet haben. Wann das letzte Bier definitiv schlecht war. Sie kennt mein Elternhaus, ich ihres. Während des Studiums haben wir uns immer wieder verpasst. Erst war ich in Mainz, sie in Köln. Dann zog ich nach Köln und sie nach Mainz. Trotzdem waren wir immer im Bilde, was bei der anderen gerade passiert. Sie ist die Patentante meiner jüngsten Tochter. Wir telefonieren einmal die Woche. Wenn was besonders Schönes passiert, rufen wir einander an. Auch, wenn etwas Schlimmes passiert. Und auch, wenn nichts passiert. Wir vertrauen uns seit mehr als vierzig Jahren. Hundertprozentig! Auch weil wir so unterschiedliche Leben haben und so unterschiedliche Persönlichkeiten sind. Ihr Urteil ist für mich von entscheidender Bedeutung.

Solch eine Freundin wünsche ich jeder Frau. Ich

habe im Laufe meines Lebens natürlich noch zu vielen anderen Frauen tolle Freundschaften entwickelt, Barbara auch. Aber wir stellen immer wieder fest, dass es bei uns den einen entscheidenden Punkt gibt: Wir haben erlebt, wie die andere aufgewachsen ist. Wie sie zu der Frau wurde, die sie heute ist. Man sollte meinen, dass das nach so vielen Jahren vielleicht keine Rolle mehr spielt. Tut es aber doch. Wir kennen unsere Eltern. Wir kennen nicht nur die Familiengeheimnisse, sondern auch die handelnden Personen. Wir können von daher auch einschätzen, warum wir unsere bestimmten Macken haben. Barbara weiß mehr über mich als mein Mann, mit dem ich auch schon so lange zusammen bin. Sie ist von all meinen Freundinnen wie eine zweite Schwester für mich. Sie gehört mit zur Familie.

Wie wichtig Freundinnen und erweiterte Familie sind, sehe ich ganz lebhaft bei meiner fünfundachtzigjährigen Mutter. Ihre Freundinnen sind für sie mindestens so wichtig wie wir, ihre Familie. Mit denen verreist sie, spielt Karten, macht Handarbeiten, fährt zu Ärzten, kümmert sich, wenn eine krank ist. Ihre Freundinnen haben einen sehr großen Anteil an der Lebensqualität meiner Mutter.

Ich habe also gerade die Frauenfreundschaften meiner Mutter im Blick, meine eigenen und die meiner achtzehn- und zwölfjährigen Töchter. Meine älteste Tochter geht bald zum Studium ins Ausland und muss sich dann ganz neue Freundinnen suchen. Sie ist zuversichtlich, dass der Kontakt zu ihren engsten Freundinnen trotz der Entfernung bestehen bleibt. Ich wünsche es den Mädels.

Eine sehr interessante Beobachtung habe ich vor ein paar Tagen gemacht: Meine Jüngste und ich machen gerade trotz zweiundvierzig Jahren Altersunterschied in gewisser Weise dasselbe durch. Ihr Körper verändert sich, und sie dachte irgendwie, das sei nur bei ihr so. Seitdem sie mit ihrer Freundin darüber spricht, ist sie beruhigt. Denn bei der ist es genauso.

Ganz ähnlich geht es mir mit meinen Freundinnen. Die können auch oft nachts nicht schlafen und schreiben dann schon mal mitten in der Nacht: »Hat hier noch jemand Hitzewallungen und steht gerade am offenen Fenster?« Das nimmt dem Ganzen so viel Druck, und schon kann man gemeinsam über den ganzen hormonellen Kram lachen.

Freundschaften sind in jedem Alter wichtig, aber ich finde, dass sie in den Wechseljahren noch mal eine ganz andere Intensität bekommen. Mein Gefühl ist, dass viele Frauen dann endlich durch sind mit der ganzen Stutenbissigkeit. Wer hat den besseren Mann? Das schönere Haus? Wer ist dünner? Wer hat den besseren Job? Wer hat dies oder das?

Die Frauen, mit denen ich wirklich befreundet bin, helfen mir. Und ich ihnen. Wir sind nicht neidisch aufeinander, sondern freuen uns für die andere. Klar sagt man auch mal: »Das, was die andere hat, hätte ich auch gerne.« Aber das ist kein Neid. Ich gönne meinen Freundinnen jedes Glück der Welt. Aus vollem Herzen.

Ich denke, ab einem gewissen Alter wissen wir Frauen, dass wir alle im gleichen Boot sitzen. Und wir haben endlich kapiert, dass wir am meisten profitieren, wenn wir uns gegenseitig unterstützen.

Ich habe im Laufe meiner Arbeit an diesem Buch oft überlegt, welche Frauen ich vor Augen habe. Wer wohl die Frauen sind, die gerade lesen, was ich schreibe. Sind sie Hausfrau? Haben sie Kinder? Verheiratet? Geschieden? Single? Anwältin? Kassiererin im Supermarkt? Gerade frisch verliebt? Oder nach langer Ehe verlassen worden? Und muss ich für die einen anders schreiben als für die anderen? Nein. Weil wir wie gesagt alle im gleichen Boot sitzen. Jeder von uns kann noch das eine wie auch das andere passieren. Wir können von heute auf Morgen eine Krebsdiagnose gestellt bekommen, dann spielt alles mögliche andere von jetzt auf gleich gar keine Rolle mehr. Erst recht nicht Besitz oder Aussehen. Tod. Verlust eines geliebten Menschen. Unfall. Die großen Katastrophen im Leben verändern alles. Ich habe einiges aus dieser Kategorie bei diversen Frauen miterlebt oder von schlimmen Schicksalen gehört. In meiner Sendung *Punkt 12* staune ich jeden Tag darüber, wie bewundernswert Frauen Tiefschläge meistern. Ich ziehe vor jeder einzelnen den Hut.

Da mich durch meinen Job viele kennen, komme ich auch mit zahlreichen fremden Menschen, insbesondere Frauen, ins Gespräch. Ich kenne sehr reiche Frauen, mit denen ich nicht tauschen wollte. Sie haben alles, was man sich an Luxus nur vorstellen kann, und sind trotzdem gelangweilt. Auf der anderen Seite kenne ich eine Putzfrau, die sich selbst als »Laminat-Therapeutin« bezeichnet und einfach immer gute Laune hat. Diese Frau ist hundertprozentig mit sich und ihrem Leben im Einklang. Sie und ihr Mann verreisen mehrmals im Jahr mit dem schon etwas abgerockten Wohnwagen und haben dabei den größten Spaß, den man sich vorstellen kann. Es mag nach einer Binsenweisheit klingen, aber die Zweite ist hundertmal glücklicher in ihrer Achtzig-Quadratmeter-Wohnung und dem Wohnwagen als die mit den riesigen Häusern und den Mega-Jachten. Meine Freundin Ingrid sagt dazu immer: »Auch im Bentley wird geweint!« Stimmt. Meine Mutter aber sagt: »Da weint es sich leichter!« Stimmt auch.

Aber mal abgesehen vom Geld erleben wir doch innerlich alle das gleiche Auf und Ab. Neid ist so sinnlos und solch eine Zeitverschwendung. Was hat man davon, wenn man einer anderen ihr Glück, ihren Reichtum, ihre Figur oder was auch immer nicht gönnt? Es geht um inneren Frieden, nicht um Handtaschen, Häuser, Luxusreisen und das ganze Zeug. Was mich fasziniert, sind genau diese Frauen, die bei sich angekommen sind. Authentisch sind und über sich lachen können. Das gelingt meistens denen, die im Leben das ein oder andere durchstehen mussten. Solche Frauen sind meistens auch die besseren Freundinnen. Weil sie einfach mehr vom Leben verstehen.

Ich will nicht predigen, dass sich jetzt alle Frauen wie Schwestern fühlen müssen und wir uns alle ganz doll lieb haben sollen. Aber ich weiß, dass wir alle mehr oder weniger das Gleiche durchmachen.

Besonderer Konkurrenzkampf unter Frauen herrscht leider nach wie vor am Arbeitsplatz. Meine Bekannte Katharina kann auch ein Lied davon singen. Als junge Frau arbeitete sie bei einer Fernseh-Produktionsfirma. Sie kam frisch von der Uni und hatte vom Fernsehmachen null Ahnung, kannte niemanden, wollte aber alles, was mit Fernsehen zu tun hat, von der Pike auf lernen. Außer ihr gab es da noch eine weitere Frau im Team. Die war ein paar Jährchen älter und die Königin in dem Laden. Sie sah Katharina und hatte sie vom ersten Augenblick an gefressen, wie man so schön sagt. Wann immer meine Bekannte sie etwas fragte, gab sie ihr schnippische Antworten und ließ sie richtig blöd aussehen. Wenn Katharina den Raum betrat, merkte sie öfter als einmal, dass alle über sie gelästert hatten. Wann immer sich die Truppe für den Abend verabredete, wurde sie natürlich nie gefragt, ob sie mitkommen wollte. Einmal hörte sie sogar, dass die ältere Kollegin sich über ihr Aussehen aufregte. »Die meint, mit ihren langen Beinen könnte sie hier Karriere machen«, ätzte besagte Kollegin. Katharina, der von Anfang an klar war, dass die andere sie auch für ihr Äußeres verurteilte, kam sowieso schon immer nur in Jeans und Pulli und vollkommen ungeschminkt ins Büro. Nur, um nicht den Eindruck zu erwecken, sie wäre eine von jenen, die sich über ihr Aussehen Vorteile verschaffen wollen, und um nicht mit der Kollegin auf dieser Ebene zu konkurrieren. Natürlich durfte Katharina als Neueinsteigerin auch nur die Themen bearbeiten, die sonst keiner machen wollte. Nach einem halben Jahr hatte sie dann ihren ersten Wochenenddienst. Weil sonst niemand Zeit hatte. Und ausgerechnet da passierte in der Gegend ein Mord, der von bundesweitem Interesse war. Eine Nachrichtensendung wollte eine Live-Schalte. Mit Katharina. Sie ist vor Aufregung fast gestorben, hat es aber hingekriegt. Am Montagmorgen wurde sie in der Schaltkonferenz mit allen Außenstudios dann auch noch ausdrücklich gelobt für ihren ersten Einsatz als TV-Reporterin. Ab da war es ganz aus. Katharina bat um Versetzung in ein anderes Büro und konnte zum Glück in eine Filiale wechseln.

Eine Umfrage der German Consulting Group unter weiblichen Führungskräften hat ergeben, dass fünfundsiebzig Prozent von ihnen vor allem von den Kolleginnen derselben Hierarchiestufe auf dem Weg zu ihrem Erfolg behindert wurden. Fünfundsiebzig Prozent! Die Zahl haut mich um. Die Journalistin Caroline Rosales hat in ihrem Artikel »Die ewige Missgunst« in der *ZEIT* eine sehr interessante Überlegung angestellt. Alle Welt spricht über #metoo, also den sexuellen Machtmissbrauch von Männern gegenüber Frauen, aber nie über den Nährboden, der solche männlichen Machtstrukturen begünstigt. Das aber sind wir Frauen mit unserer ewigen Missgunst anderen Frauen gegenüber. Das ist richtig übel, und wie Frauen sich gegenseitig bekriegen, grenzt nicht selten an Mobbing.

Wir Frauen im Job sind so lange nett und kollegial anderen Frauen gegenüber, bis sie uns überholen. In den meisten Fällen werden diese Frauen nach wie vor von Männern eine Stufe höher gehoben. Dann ist meis-

tens Schluss mit lustig!»Warum die? Warum nicht ich?«
Die Fragen sind legitim. Ungemütlich wird's für diejenige, die aufsteigt, wenn die anderen meinen, sie hätte
es nicht verdient. Da werden ehemalige Kolleginnen zu
fiesen Lästerschwestern, die der Beförderten alles Mögliche, nur nichts Gutes an den Hals wünschen und ihr
eine Menge unterstellen, wenn es darum geht, wie sie an
den Job gekommen ist. Arbeitsmarkt-Experten raten in
diesen Fällen: Suchen Sie das Problem nicht bei der Kollegin, die aufgestiegen ist, sondern bei sich selbst! Was
können Sie besser machen? Ist es wirklich ungerecht,
dass die Kollegin befördert wurde und nicht Sie? Diese
Fragen bringen einen weiter und nicht ewiges Genörgel
und Gejammer, dass immer die anderen bevorzugt werden. Wenn Sie zu dem Schluss kommen, dass Sie wirklich
immer benachteiligt werden, dann sollten Sie sich schleu-
nigst einen neuen Job suchen, ansonsten der anderen
ihren Erfolg gönnen und weiter am eigenen arbeiten.

Ich war auch schon neidisch auf Kolleginnen und habe
mir gedacht: Den Job könnte ich genauso gut wie sie.
Aber ich hasse dieses kleingeistige Gefühl und habe mir
immer angeguckt, was da genau in mir drinnen passiert. Und warum sie den Job bekommen hat und nicht
ich. Manchmal muss man einfach hinnehmen, dass die
andere mehr Glück hat, und hin und wieder muss man
auch zugeben, dass die andere eben besser ist als man
selbst. Ich finde es ganz wichtig, dass man in der Lage ist,
die Fähigkeiten anderer Frauen anzuerkennen. Wenn
ich anderen den Erfolg gönnen kann, kann ich mir von
ihnen konstruktiv etwas abgucken und von ihnen lernen.

Konkurrenz belebt das Geschäft. Diese alte Weisheit ist unumstößlich. Und das Gerangel um die besten Jobs wird nicht milder werden. Unsere Welt dreht sich immer schneller. Ich halte es für sehr unwahrscheinlich, dass es auf dem Arbeitsmarkt in Zukunft zahmer zugehen wird.

Dem müssen wir Frauen in die Augen schauen und uns wappnen. Zum Beispiel mit besseren Netzwerken. Es gibt schon einige, doch da hapert es offenbar in Sachen Effizienz, und es sind längst nicht genug. In der *Frankfurter Allgemeinen* gab es dazu einen interessanten Artikel der Autorinnen Corinna Budras und Julia Schaaf. Titel: »Kaffeeklatsch statt Powerplay«. Die Überschrift sagt schon viel. Die Autorinnen interviewten Andrea Och. Sie coacht Frauen und wird in dem Artikel so zitiert: »Männer sammeln Machtpunkte, Frauen Informationen.« Das wird als Beleg dafür angeführt, dass wir Frauen solche Netzwerke ganz anders nutzen als Männer und uns dort oft eher unser Leid klagen über mangelnde Kinderbetreuung und wie anstrengend es ist, im Job dauernd mit Männern zu konkurrieren. Frauen gehen laut dem Artikel nach solchen Veranstaltungen lediglich mit Gefühlen gestärkt nach Hause, nach dem Motto: Den anderen geht's wie mir. Männer hingegen machen bei diesen Treffen Deals und schieben ihre Karrieren an. Einige Frauen wünschen sich deshalb, dass das Netzwerken mit Tagesordnung passiert und Berufliches und Privates streng getrennt werden. Das kann ich einerseits verstehen, aber: Müssen wir Frauen im Job wirklich alles so machen wie Männer, um erfolgreich zu sein?

Meine gute Bekannte Irene Fellner aus Wien sagt ganz klar Nein. Sie leitet seit sieben Jahren in Wien ein einmaliges Netzwerk für Frauen. »Soulsisters« heißt es und versteht sich als Zentrum für Frauen in der Lebensmitte. Dort treffen sich Frauen ab vierzig aufwärts, um die Veränderungen in ihrem Leben zu begreifen, zu ordnen und diese Erkenntnisse in neue Chancen zu verwandeln. Ich sprach vor Jahren einmal darüber mit Irene, als ihre Idee noch in den Kinderschuhen steckte. Als ich jetzt auf ihre Seite im Internet ging, war ich verblüfft, wie professionell, strukturiert, lebensnah und durchdacht sie ihre Soulsisters umgesetzt hat. Eigentlich hätte mich das nicht wundern sollen, denn Irene Fellner ist nicht nur eine Frau, die auf Anhieb sympathisch und empathisch ist, sie ist auch Master of Business Administration für Projekt- und Prozessmanagement sowie Unternehmensberaterin und Coach.

Auch sie gehört zu den Frauen, die mit Ende vierzig endlich das in die Tat umgesetzt haben, was ihr schon lange vorschwebte.

»Ich habe an mir selbst und anderen Frauen beobachtet, wie in der Lebensmitte plötzlich Fragen, Probleme und Sorgen kommen, für die es keine Unterstützung gibt. All das ist eine Phase in der Entwicklung jeder Frau. Mit meiner beruflichen Erfahrung als Coach, meiner Liebe zur Psychologie und Spiritualität hat dann die Idee zu den Soulsisters immer mehr Form angenommen. Zuletzt haben wir einen Online-Kongress mit viertausend begeisterten Teilnehmerinnen auf die Beine gestellt«, erzählt mir Irene Fellner im Gespräch. Und das ist das Tolle an den Soulsisters. Man muss nicht in Wien wohnen, um an ihren Aktivitäten teilzunehmen und zu profitieren. Man kann auch ganz einfach ein Online-Coaching buchen.

»Die meisten Frauen sind nach diesem Jahr wie wachgeküsst«, sagt Irene Fellner. »Und sie wissen dann, wie es mit ihrem Leben weitergehen soll. Sie haben keine Angst mehr, sondern sehen ihren Weg.«

Wir restlichen Soulsisters müssen uns auch mehr zusammenrotten. Mit rund 6,5 Millionen Frauen zwischen fünfzig und sechzig sind wir zum Beispiel in Deutschland die größte Bevölkerungsgruppe. Und uns wird ja immer wieder bescheinigt, dass wir fitter, kreativer, gechillter und cooler sind als Frauen unserer Generation je zuvor. Also machen wir endlich was daraus und lassen uns nicht mehr länger einreden, wir seien zu alt für den Arbeitsmarkt oder ein Problem für die Unternehmen, in denen wir arbeiten.

Sie und ich wissen, dass die Wechseljahre eine ungeheure Kraftquelle sind. Wir können viel erreichen, wenn wir sie nutzen. Für unser eigenes Leben, aber auch für ein gesellschaftliches Umdenken in allen möglichen Bereichen.

NACHWORT

Liebe Leserin und lieber Leser (ich fänd's super, wenn auch Männer solche Bücher lesen würden ☺),

als ich am Anfang geschrieben habe, dass die Wechseljahre ein großartiges Geschenk sind, haben Sie vielleicht gedacht: Die spinnt, die Katja Burkard! Vielleicht verstehen Sie jetzt, was ich damit gemeint habe. Diese hormonellen Höhen und Tiefen fand ich für mich und mein Leben zum Teil schmerzlich, aber auch wichtig. Erstens, weil sie mich gezwungen haben, noch mal genauer hinzugucken, was um mich herum passiert und wie ich mich verhalte. Zweitens haben sie mich mutiger und selbstbewusster gemacht. Und genau das finde ich so großartig für unsere Generation von Frauen: Wir müssen uns nicht schämen, wenn wir älter werden, viele von uns können das sogar richtig genießen. Stichwort: Sei die Frau, die du schon immer sein wolltest … Und was ich ganz wichtig finde: Die Wechseljahre brauchen ein neues Image! Michelle Obama hat vollkommen recht: »An diesem Punkt im Leben sind nach oben keine Grenzen mehr gesetzt!« Wir müssen das nur endlich kapieren.

Ich kann im Jahr vier meiner Wechseljahre sagen: Ich habe mein altes Leben zurück plus Zugabe in allen möglichen Bereichen. Mein Lebensgefühl: Mich bringt so schnell nichts mehr aus der Ruhe! Aber das Leben hält ja nicht einfach an, und mir steht wieder ein ordentliches Brett bevor: Meine älteste Tochter ist achtzehn geworden und geht jetzt endgültig zum Studieren im Ausland aus dem Haus. Da hat »die Mutti« natürlich wieder was, woran sie knabbern wird. Aber ich nehme die Herausforderung an und freue mich in erster Linie mit meiner Großen über ihr aufregendes Leben. Ganz wichtig: Ich werde dafür sorgen, dass auch mein Leben spannend bleibt. Ich glaube, das ist das Beste, was wir alle für uns tun können. Lebendig bleiben, Neues wagen, Komfortzone verlassen. Ich weiß, dass das schwer sein kann, aber Sie und ich, wir wissen doch: Das Leben ist kein Ponyhof…

Umso mehr hoffe ich, dass ich Ihnen mit meinen persönlichen Erfahrungen, den Tipps von Experten und vielleicht auch mit ein paar »good vibes« helfen kann, wenn die Wechseljahre Sie gerade an den Rand des Nervenzusammenbruchs treiben.

Wechseljahre sind keine Krankheit, aber sie machen etwas mit den meisten von uns. Wenn wir verstehen, was da mit uns passiert, ist das schon die halbe Miete, um gute Entscheidungen für oder gegen Hormone oder andere Therapien treffen zu können.

Machen Sie es gut!

Herzlichst,

Ihre *Katja Burkard*
Köln, im Juli 2019

DANK

Als Erstes danke ich meinem Mann Hans Mahr und meinen wunderbaren Töchtern Marie-Thérèse und Katharina. Sie haben wirklich eine heftige Zeit mit mir durchgestanden und mir trotzdem Kraft und Liebe geschenkt. Ich bin unendlich dankbar für meine großartige Familie, in der wir lachen, streiten, alles teilen und jederzeit füreinander einstehen.

Ein großes Dankeschön gilt auch meinen Eltern, Elfriede und Helmut Burkard. Sie haben mich dazu erzogen, nie aufzugeben. Auch wenn der Wind von vorne kommt ... Diesem Kampfgeist verdanke ich mein Durchhaltevermögen.

Eine meiner Heldinnen, die ich in diesem Buch beschreibe, ist meine Schwester Ruth Burkard-de Witt. So sehr wir uns als Kinder gezankt haben, so sehr ziehe ich heute den Hut vor ihr.

Dankeschön auch an »Weila« Karin Willerscheid. Ohne ihre Hilfe im Haushalt und bei den Kindern hätte ich weder entspannt dieses Buch schreiben noch Job und Kinder jemals unter einen Hut bringen können.

Professor Dr. Dr. Johannes Huber bin ich unendlich dankbar. Er hat mir all meine tausend Fragen zum

Thema Hormone so fantastisch erklärt, dass ich inzwischen ein fundiertes Halbwissen zu dem Thema habe.

Vorarbeit diesbezüglich hat meine Freundin, die Gynäkologin und Endokrinologin Dr. Sema Eren, geleistet. Viel gefragt und viele Antworten habe ich auch bekommen von den Kölner Gynäkologinnen Dr. Barbara Fervers-Lippmann und Katharina Kern.

Dr. Ziah Taufig danke ich ebenfalls für seine ausführlichen Informationen zum Thema Schönheitsmedizin.

Designer und Alleskönner Guido Maria Kretschmer ist wirklich so toll, wie er im Fernsehen rüberkommt. Er hat keine Sekunde gezögert, als ich gefragt habe: »Guido, welche Klamotten tun was für Frauen in den Wechseljahren?«

Zu den Tipps von Make-up-Artist Gerda Reifferscheidt habe ich viel begeistertes Feedback bekommen. Ich danke Gerda und freue mich schon auf unsere nächste Sport-Challenge.

Und ich danke all meinen Freundinnen. Sie haben mir nicht nur viel über sich erzählt, sondern sie auch immer wieder gesagt: »Katja! Jetzt schreib endlich ein Buch über das Thema!« Barbara, Pinio, meine 3 Tanjas, Rosie, Karella, Biene, Heike, Sylvia, Angelika, Gaby, die 2 Anjas, Sabine, Anke – danke für eure offenen Worte, eure Freundschaft und eure Unterstützung!

Bei Nadine Dilly bedanke ich mich für das lustige Fotoshooting.

Großer Dank gilt auch Dilek Günes von meiner Agentur Navarro-Management. Obwohl sie noch weit entfernt ist von den Wechseljahren, war sie eine tolle Gegenleserin.

Danke, danke, danke an Angela Kuepper, meine Redakteurin! Ihre Fragen und Anregungen haben dieses Buch definitiv besser gemacht, und wir hatten tolle Gespräche.

Last but not least: Danke an Nicola Bartels, Verlegerin der Blanvalet-Verlage, und an Wiebke Rossa, meine Lektorin bei Blanvalet. Es war eine große Freude, mit Ihnen und Ihrem engagierten Team dieses Buch zu schreiben.

BUCHTIPPS UND QUELLENANGABEN

MEINE BUCHTIPPS

Louann Brizendine: Das weibliche Gehirn. Warum
Frauen anders sind als Männer. Hoffmann und
Campe 2007.

Susanne Fröhlich und Constanze Kleis: Diese schrecklich schönen Jahre. Gräfe und Unzer 2014.

Michaela Hansen und Eva Goris: Als Granny Aupair in
die Welt. dtv 2013.

Bernd Kleine-Gunk: Das Frauen-Hormone-Buch.
Trias 2013.

Guido Maria Kretschmer: Anziehungskraft. Stil kennt
keine Größe. Edel Books 2013.

Christiane Northrup: Weisheit der Wechseljahre.
ZS Verlag 2016.

Christiane Northrup: Lustvoll durch die Wechseljahre.
Sexualität, Lebensfreude und Neuorientierung in der
zweiten Lebenshälfte. Goldmann 2011.

Michelle Obama: Becoming. Meine Geschichte.
Goldmann 2018.

Eckhart Tolle: Jetzt! Die Kraft der Gegenwart.
Kamphausen Media GmbH 2010.

VERWENDETE QUELLEN

Kapitel 3

Bernd Kleine-Gunk: Das Frauen-Hormone-Buch. Trias 2013.

Women's Health Initiative: The Writing Group for the WHI Investigators. Risks and benefits of estrogen plus progestin in healthy post-menopausal women: Principal results of the Women's health initiative randomized controlled trial. *Journal of the American Medical Association, 288*(3), 321–333, 2002.

A. Fournier, F. Berrino und F. Clavel-Chapelon: Unequal risks for breast cancer associated with different hormone replacement therapies: results from the E3N cohort study. *Breast Cancer Res Treat.* 2008 Jan; 107(2):307–8, 2007; https://www.ncbi.nlm.nih.gov/pubmed/17333341 [02.07.2019]

JoAnn E. Manson und Andrew M. Kaunitz: Menopause Management: Getting Clinical Care Back on Track. *N Engl J Med* 2016; 374:803–806. Mar 3, 2016.

Christiane Northrup: Weisheit der Wechseljahre. ZS Verlag 2016; S. 195–196.

Statistisches Bundesamt, Wiesbaden. https://www.destatis.de/DE/Themen/Gesellschaft-Umwelt/Bevoelkerung/Geburten/_inhalt.html [02.07.2019]

Kapitel 4

»Wechseljahre – eine Art Pubertät mit Führerschein«,
Bild v. 25.05.2014; https://www.bild.de/bild-plus/
ratgeber/gesundheit/wechseljahre/sind-eine-art-
pubertaet-mit-fuehrerschein-36101512,view
=conversionToLogin.bild.html [02.07.2019]

P. Dunster, Gideon & de la Iglesia, Luciano & Ben
Hamo, Miriam & Nave, Claire & Fleischer, Jason &
Panda, Satchidananda & de la Iglesia, Horacio:
Sleepmore in Seattle: Later school start times are
associated with more sleep and better performance
in high school students. *Science Advances*.
4. eaau6200. 10.1126/sciadv.aau6200, 2018.

Christiane Northrup: Weisheit der Wechseljahre.
ZS Verlag 2016.

Kapitel 5

Alia Crum & Ellen Langer. Mindset Matters: Exercise
and the Placebo Effect. *Psychological Science* 18,
no. 2: 165–171, 2007; https://dash.harvard.edu/
handle/1/3196007 [02.07.2019]

Eckhart Tolle: Jetzt! Die Kraft der Gegenwart.
Kamphausen Media GmbH 2010.

Christiane Northrup: Weisheit der Wechseljahre.
ZS Verlag 2016; S. 50 ff., S. 249.

Kapitel 6

Michael Thiel, in: »Bodyshaming ist kein Frauen-
problem«, Bild-Zeitung v. 21.02.2019.

Kapitel 7

Christiane Northrup: Weisheit der Wechseljahre.
ZS Verlag 2016; S. 49 ff.

Lars Hahn: LVQ Karriere-Blog; https://www.lvq.de/
karriere-blog/ [02.07.2019]

Louann Brizendine: Das weibliche Gehirn. Warum
Frauen anders sind als Männer. Hoffmann und
Campe 2007; S. 209 ff.

Kapitel 8

Berliner Altersstudie II: Kolodziejczak, K., Rosada,
A. Drewelies, J., Düzel, S., Eibich, P., Tegeler, C.,
Wagner, G. G., Beier, K. M., Ram., N., Demuth, I.,
Steinhagen-Thiessen, E., & Gerstorf, D. (2019).
Sexual activity, sexual thoughts, and intimacy
among older adults: Links with physical health
and psychosocial resources for successful aging.
Psychology and Aging, 34, 389–404. doi: 10.1037/
pag0000347, 10.05.2019.

Christiane Northrup: Weisheit der Wechseljahre.
ZS Verlag 2016.

Christiane Northrup: Lustvoll durch die Wechseljahre.
Sexualität, Lebensfreude und Neuorientierung in der
zweiten Lebenshälfte. Goldmann 2011.

Kapitel 10

Caroline Rosales: »Die ewige Missgunst«, in: Die Zeit
v. 31.01.2018; https://www.zeit.de/kultur/2018-01/
gleichberechtigung-metoo-frauen-solidaritaet-
10nach8 [02.07.2019]

Corinna Budras und Julia Schaaf: »Kaffeeklatsch statt
   Powerplay«, in: FAZ v. 23.06.2019; https://www.faz.
   net/aktuell/gesellschaft/warum-frauennetzwerke-
   nicht-richtig-funktionieren-16249159.html
   [02.07.2019]